大医释问丛书

一本书读懂痔

主编　柳越冬

中原农民出版社

·郑州·

图书在版编目（CIP）数据

一本书读懂痔 / 柳越冬主编 . —郑州：
中原农民出版社，2018.4
（大医释问丛书）
ISBN 978 - 7 - 5542 - 1850 - 1

Ⅰ . ①一… Ⅱ . ①柳… Ⅲ . ①痔 - 防治 - 问题
解答 Ⅳ . ① R657.1 - 44

中国版本图书馆 CIP 数据核字（2018）第 036454 号

一本书读懂痔

YIBENSHU DUDONG ZHI

出版社：中原农民出版社

地址：河南省郑州市经五路 66 号　　　　　**邮编：**450002

网址：http://www.zynm.com　　　　　**电话：**0371-65751257

发行：全国新华书店

承印：新乡市豫北印务有限公司

投稿邮箱：zynmpress@sina.com

医卫博客：http://blog.sina.com.cn/zynmcbs

策划编辑电话：0371-65788653　　　　　**邮购热线：**0371-65724566

开本：710mm×1010mm　　　　　1/16

印张：8

字数：114 千字

版次：2018 年 4 月第 1 版　　　　　**印次：**2018 年 4 月第 1 次印刷

书号：ISBN 978 - 7 - 5542 - 1850 - 1　　　　　**定价：**32.00 元

本书如有印装质量问题，由承印厂负责调换

编委会

内容提要

　　常言道"十人九痔""十男九痔，十女十痔"，这些都说明痔是一种常见病和多发病。由于发病部位的原因，而使很多人不好意思就医，以致轻病变重，诱发或加重其他疾病的发生发展。为了帮助患者及其家属，特请长期从事肛肠疾病研究、临床经验丰富的专家，以问答的形式、通俗生动的语言向大家介绍痔的相关知识。书中所提出的问题都是患者最关心、最常见、最具代表性的。全书详细介绍了明明白白的痔、明明白白去医院、明明白白来治疗、明明白白来恢复、明明白白来用药、明明白白来调养等。愿本书能为您解决痔的困扰，成为您追求健康、幸福人生的好帮手、好朋友。

目　录

明明白白的痔

明明白白去医院

明明白白来治疗

明明白白来恢复

明明白白来调养

明明白白的痔

痔又称痔疮，这一大家既熟悉又陌生的疾病。说它熟悉，是因为生活中对于它的接触似乎无处不在，各种广告宣传频繁出现，让痔这么一种正经的疾病，几乎成了一个玩笑；说其陌生，是因为虽然它离我们很近，甚至一直陪伴在一大部分人的身边，但对于它具体是"谁"，它是从何而来等问题却一无所知。有的人认为痔根本算不上病，每每把其当成玩笑去谈论；而有的人却身受其苦，有苦难言。真是如人饮水，冷暖自知。下面就让我们从头到尾地认识一下这位既熟悉又陌生的"朋友"吧。

痔的庐山真貌

如何才能看到痔的本质？当然要从肛门的解剖开始，下面就让我们一起来了解一下吧。

 什么是直肠?

直肠是大肠下端的一段肠管，长 12 ～ 15 厘米，其上方是乙状结肠，下方是肛管。

直肠并不直，从正面看略呈 S 形弯曲，从侧面看弯曲更为明显，其中沿骶骨的

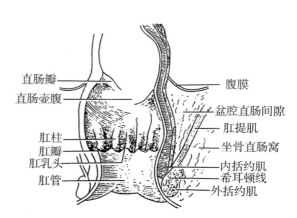

直肠瓣
直肠壶腹

肛柱
肛瓣
肛乳头
肛管

腹膜

盆腔直肠间隙
肛提肌
坐骨直肠窝
内括约肌
希耳顿线
外括约肌

直肠肛管解剖图

弯曲叫作骶曲。

直肠上下也不是一样粗，整体呈中间粗，两头细的状态。其上端管径大小似结肠，3～5厘米，中间部分膨大，称为直肠壶腹，是粪便排出前的储藏部位。直肠壶腹的黏膜上有上、中、下3个向腔内收缩的褶皱，医学上称为直肠瓣，有阻挡粪便排出的作用。当直肠处于膨胀状态时，直肠瓣可以消失。直肠下端变细，与肛管相连。

 什么是肛管？

解剖学上的肛管是消化道的末端，俗称肛门，是从肛门口向上长3～4厘米的肌性管道。肛管上方与直肠相连，下端与肛门皮肤相连，肛管表面光滑，无汗腺、皮脂腺和毛囊分布。

 什么是齿状线？

连接各肛柱下端与各肛瓣边缘的锯齿状环形线，临床称为"齿状线"或"梳状线"。齿状线离肛缘2.5厘米左右，位于内括约肌中部或稍低，男性平前列腺尖端，女性与会阴齐高。它是胚胎期原始直肠的内胚叶与原始肛门的外胚叶交界处。

 齿状线有何临床意义？

齿状线是内外胚层的移行区，上下两方的上皮、血管、淋巴和神经的来源完全不同，是重要的解剖学标志。85%以上的肛门直肠疾病都发生在齿状线附近，在临床上有重要意义，是外科学的重要标志之一。

齿状线以上是直肠，肠腔内壁覆盖着黏膜，齿状线以下是肛管，肛管覆盖着皮肤；齿状线以上的痔是内痔，齿状线以下的痔是外痔。齿状线以上的息肉、肿瘤附以黏膜，多数是腺瘤，齿状线以下的肿瘤附以皮肤，是皮肤癌等。齿状线以上的神经是内脏神经，没有明显痛觉，故内痔不痛，手术时是无痛区；齿状线以下的神经是躯体神经，痛觉灵敏，故外痔、肛裂非常痛，手术时是有痛区。齿状线以上的血管是直肠上血管，其静脉与门静脉系统相通；齿状线以下的血管是肛门血管，其静脉与体静脉相通。齿状线是胚胎内、外胚层碰头会师的地方，所以几乎所有肛门、直肠先天性畸形疾病都发生在此。齿状线还是排便反射的诱发区。齿状线区分布着高度特化的感觉神经终末组织，当粪便由直肠达到肛管后，齿状线区的神经末梢感觉到刺激，就会反射地引起内、外括约肌舒张，肛提肌收缩，使肛管张开，粪便排出。如手术中切除齿状线，就会使排便反射减弱，出现便秘或感觉性失禁。

 什么是直肠柱？

由于直肠管腔较肛管粗，直肠管腔在与肛管接头处逐渐收缩变细，收缩处直肠黏膜向内反折形成 6 ～ 10 个长约 1 厘米的纵行皱襞，这种皱襞就称为直肠柱或肛柱。

 什么是肛瓣？

相邻两个直肠柱下端之间有半月形皱襞，称为肛瓣。

 什么是肛窦？有什么临床意义？

肛瓣与直肠柱之间的肠襞黏膜形成开口向上的袋状间隙，称肛隐窝或肛窦。隐窝底部有肛腺开口，由于此处常积存粪屑，易发生感染，引发肛隐窝炎，进而导致肛门直肠周围脓肿、肛瘘等疾病。

 什么是肛管直肠环？

医生在指诊时可在肛管上端扪及一个很有弹性的肌肉环，叫作肛管直肠环。此环是由肛门外括约肌的深部、肛提肌、肛管内括约肌、联合纵肌的一部分环绕肛管直肠连接处而形成，有维持肛门括约肌的功能，手术时若将此环切断，可造成肛门失禁。

9　肛管直肠环有哪些具体作用?

肛管直肠环在临床检查上十分重要。此环后侧较前侧发达, 前部比后部稍低。指诊时, 此环后侧及两侧有 U 形绳索感。肛管直肠环能维持肛门的自制功能, 控制排便。平时肛管直肠环处于收缩状态, 排便时松弛, 便后又收缩回去。手术时切断外括约肌浅部, 又切断肛管直肠管环, 可引起完全性肛门失禁(干便、稀便和气体均不能控制)。所以, 手术治疗高位肛瘘, 主管道穿过肛管直肠环上方时, 采用橡皮筋挂线术可避免肛门失禁的后遗症。

10　肛门直肠与哪些脏器毗邻?

(1)肛管毗邻:肛管两侧为坐骨直肠窝, 其前方男性有尿道和前列腺, 女性有阴道, 后方有尾骨。

(2)直肠毗邻:直肠上方有腹膜反折, 男性有膀胱底、精囊和前列腺, 女性有子宫。上后方为骶骨, 直肠和骶骨之间有直肠深筋膜鞘, 包括血管、神经和淋巴等, 如直肠上动脉、骶前静脉丛、骶神经丛。直肠上两侧有输尿管, 下前方在男性为前列腺, 女性为子宫颈和阴道后壁, 下后方有直肠后间隙、尾骨和耻骨直肠肌。直肠的最末端被外括约肌深层及肛提肌围绕。因此, 在注射硬化剂时, 不能注射得太多太深, 否则会损伤前列腺发生血尿和尿痛;损伤阴道直肠隔会造成坏死或穿孔, 发生直肠阴道瘘。

11　肛门直肠部主要有哪些肌肉?

肛门括约肌分为内括约肌和外括约肌。内括约肌是直肠环肌在下端的增厚部分, 围绕肛管的上部, 是不随意肌, 对肛门控制功能有重要作用。

外括约肌分皮下部、浅部、深部, 受脊髓神经支配, 为随意肌。皮下部在肛门缘皮下, 是环形肌束, 围绕肛管下部, 位于内括约肌的外下方, 两者之间形成一环形的沟称为括约肌间沟, 恰是肛门白线的部位。浅部在皮下部与深部之间, 其肌纤维起源于尾骨, 向前延伸到肛管后缘附近, 分为两束,于肛门内括约肌平面呈弧形绕过肛管两侧，至肛管前又合二为一，止于会阴中心腱。深部位于浅部的上外侧，亦为环形肌束，后半部与耻骨直肠肌相融合。前方肌纤维交叉附于对侧坐骨结节。

肛提肌薄而阔，起于骨盆的前壁和侧壁，分耻骨直肠肌、耻骨尾骨肌和髂骨尾骨肌三部分，其主要作用是载托盆内脏器、启闭肛门、协助排便。外括约肌的深、浅二部围绕直肠纵肌及肛门内括约肌并联合肛提肌的耻骨直肠肌，环绕肛管直肠连接处，组成一肌环，称为肛管直肠环，手术时切断该环将引起肛门失禁。

12 肛门直肠的血液是如何供应的？

主要来自四支动脉，即直肠上动脉、直肠下动脉、肛门动脉及骶中动脉：①直肠上动脉是肠系膜下动脉的终末支，在直肠上端第三骶椎处分为左、右两支，沿直肠两侧下行，并分出许多小支与直肠下动脉、肛门动脉吻合。②直肠下动脉为髂内动脉前干的一个分支，主要供应直肠前壁肌层和直肠下部各层，其大小与分布不规则。

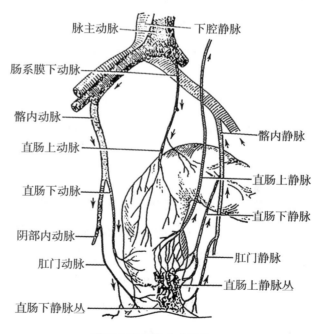

肛门直肠部的血液供应图

③肛门动脉由阴部内动脉分出，分数支至肛门内、外括约肌及肛管末端。
④骶中动脉是由腹主动脉分叉上方后壁发出，该动脉细小，分支不定。

肛门直肠部有两个静脉丛，其一为齿状线上的直肠上静脉丛，分布于齿状线以上直肠黏膜下层，在右前、右后、左侧较为屈曲和丰富，上述三处为内痔的好发部位，所以称为母痔区。该静脉丛汇集成数支静脉，经肠系膜下静脉入脾静脉、门静脉。其二为位于齿状线以下的直肠下静脉丛，汇集于直肠下静脉、肛门静脉，入髂内静脉，进下腔静脉。直肠上静脉丛和直肠下静脉丛在肛门白线附近互为交通，使门静脉系统与体静脉系统相通，门静脉高压患者此处为一侧支循环的通路，故门静脉高压患者内痔不宜做手术结扎。

13 肛门直肠的淋巴回流是怎样的？

肛门直肠的淋巴组织分为上、下两组。上组在齿状线以上，包括直肠黏膜下层、肌层、浆膜下以及肠壁外淋巴网。这些淋巴网的淋巴液主要向3个方向汇流：向上至直肠后骶骨前淋巴结，再至乙状结肠系膜根部淋巴结，最后至腹主动脉根部淋巴结；向两旁至肛提肌上淋巴结，再至闭孔淋巴结，最后至髂内淋巴结；向下至两侧坐骨直肠窝淋巴结，然后穿过肛提肌至髂内淋巴结。下组在齿状线以下，包括外括约肌、肛管和肛门周围皮下的淋巴网，经会阴部流入腹股沟淋巴结，至髂外淋巴结。上、下组淋巴结网经吻合支可彼此相通。

14 肛门直肠的神经是如何分布的？

直肠受属于自主神经系统的交感、副交感神经支配。肛管部的神经受体神经系统的阴部内神经的分支支配，分布至肛提肌、外括约肌、肛管及肛门周围皮肤。所以，齿状线以上的黏膜对痛感迟钝，但在直肠胀满和按压时可感到不适；而肛管和肛门周围皮肤感觉异常敏锐，炎症或手术后刺激可以引起剧烈疼痛，并引起反射性肛提肌和内括约肌痉挛。另外，膀胱颈部的肌肉也受阴部神经支配，因此，肛门部疾病或肛门部手术可引起小便困难、尿潴留等。

15 肛门直肠有哪些生理功能？

肛门与直肠的主要生理功能是排泄粪便、分泌黏液、吸收水分和部分药物。肛管主要功能是排泄粪便。直肠有吸收、分泌、排泄和免疫功能，但无消化功能。结肠的主要功能是吸收、储存、消化、分泌和排泄。排便是一复杂而协调的反射性生理动作。在正常情况下，粪便储存于乙状结肠内，直肠内无粪便，当乙状结肠出现蠕动时，将粪便推入直肠，使直肠下端膨胀而引起便意，反射性地引起内括约肌舒张和外括约肌松弛，排出粪便。

特别提醒：要养成定时排便的习惯，应该形成起床后或饭后排便的正常反射，除非环境不允许，否则不应该有意识地抑制排便。当排便某个环节被破坏，如直肠下端的切除、神经反射的障碍、括约肌张力的丧失都可以引起大便失禁。

16 痔与肛门直肠的结构有何关系？

痔的形成与肛门直肠局部解剖特点密切相关。从直肠的解剖学特点看，直肠并非是直的，在矢状面上沿着尾骨的前方下行时，在下端形成一个向后突的弯曲，再下段绕尾骨尖向后下方，又形成一个向前的弯曲，此弯曲主要位置在肛管部，人类肛管黏膜下所包含的痔上静脉丛和相应的痔上动脉终末支存在着普遍的直接吻合，吻合部称为"窦状静脉"。这些丰富的血管形成丝球体样的结构，由于大量动脉血的供应，这些类似海绵体的组织具有勃起性质，这些组织没有形成一个围绕肛管的环状的黏膜下增厚层，而是形成一个分隔的一系列的小团块，称为"肛管衬垫"，其中左侧、右侧前方和右后方三个衬垫最为显著。这些衬垫装置在肛门排便的自制机制中起着重要的协助作用，是一种生理上所需要的正常解剖单位，肛管衬垫中除了血管丛球体外，还有由平滑肌纤维和结缔组织纤维所形成的支持组织，当血管黏膜下的这些支持结构变性老化，崩解裂断，使肛管衬垫向下滑动离开在内括约肌原来的固定处时，衬垫自身体积变大，逐渐形成痔，临床则出现痔的症状。

17 痔与肛门直肠的血管分布有何关系？

痔的形成与加重，与肛门直肠的血管分布有着密切的关系，肛门直肠的血管分布十分丰富，主要有直肠上动脉、直肠下动脉、肛门动脉、骶中动脉和肛门直肠静脉。

直肠上动脉在第3骶骨水平与直肠上端后面分为左右两支。循直肠两侧下行，穿过肌层到齿状线上方黏膜下层，分出数支在齿状线上方与直肠下动脉和肛门动脉吻合，该动脉分布于直肠上部各层和全部直肠黏膜，在齿状线上右前、右后和左侧三处有主要分支，即截石位3、7、11点处。发生晚期内痔时，这些分支变粗，肛门直肠指诊检查在这些部位可摸到明显的血管搏动，是内痔术后出血的好发部位，故有人认为，治疗内痔做痔动脉结扎，或在动脉基底部注射硬化剂，可以防止术后出血和内痔复发。

肛门静脉主要有痔内静脉丛和痔外静脉丛。直肠上静脉丛，位于齿状线上方。直肠黏膜下的静脉形成黏膜下静脉丛，这些无瓣的静脉，在穿过肌层的时候容易受到压迫，从而影响静脉回流，成为痔的病因，右前、右后及左侧静脉丛是原发内痔的部位，另有三个小支或四个小支，是继发内痔的部位。痔外静脉丛也称肛门静脉丛，在齿状线下方，围绕肛门皮下沿外括约肌外缘，成为边缘静脉，大部分静脉行于皮下，有一些通过外括约肌深部和浅部之间。这些静脉在肛门白线附近使痔外静脉丛经肛门静脉互相交通。在肛门周围，门静脉系统与体静脉系统是相通的，由肛管到外括约肌外缘的边缘静脉中的小静脉可在皮下扩张，如发生破裂，即可形成血栓性外痔。

痔这"一家子"

谈起痔谁都不陌生，但您真的知道什么才是痔吗？下面就让我们系统地认识一下痔以及它这"一家子"。

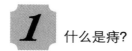 **什么是痔?**

人们对痔的认识已有几千年的历史。古人在《说文解字》中描述为痔后病也；长沙马王堆出土的秦汉医书《足臂十一脉灸经》中把"痔"写作"寺"，意指高出、突出之物；《医学纲目》有言："人于九窍中，凡有小肉突出，皆曰痔。"此种说法认为，发生在肛门周围的疾病都属痔的范畴，如古人称直肠癌为"锁肛痔"。这些观点反映的是广义痔的概念。

现代医学认为痔是狭义痔的概念。是直肠底部及肛门黏膜的静脉丛曲张形成的静脉团。可位于肛门内部（内痔），也可位于皮肤下围绕肛门（外痔）。

 痔的"家庭成员"都有哪些?

临床上对痔的分类一般按照发病部位分为内痔、外痔、混合痔3种。以齿状线为界来划分。

内痔生于肛门齿状线以上，是由直肠末端黏膜下静脉曲张或移位形成，以便鲜血和有肿物脱出为主要表现的痔。内痔以便血、脱出、肛门坠胀感和疼痛为主要症状，多为无痛性软肿块，长期反复出血，可引起严重的贫血。内痔是诸痔中发病率最高的一种，多发生于肛门的右前、右后和左侧，常称为母痔区。其余部位发生的内痔称为子痔。

外痔位于肛管齿状线以下，以肛门异物感或肿痛为主要表现的痔。包括结缔组织性外痔、静脉曲张性外痔和血栓性外痔。外痔表面覆盖皮肤，可以看见，不能送入肛内，不易出血，以肛门坠胀、疼痛和有异物感为主要特点。根据临床症状和病理特点及其过程的不同，可分为静脉曲张性外痔、血栓性外痔、结缔组织性外痔和炎性外痔4种。

混合痔则是由于内、外痔静脉丛曲张，相互沟通吻合，导致括约肌间沟消失，使内痔部分和外痔部分连成一体而形成的痔，它具有内痔和外痔的共同特征和发病特点。

痔是怎么形成的?

肛门在人体腹腔解剖结构上位于最下部，人又长期处于直立状态，而直立状态使肛门的位置相对较低，可以影响到肛门的血液回流，以致在地心引力作用下容易产生痔。同时感染因素也可以导致痔的发生，静脉丛的血管内膜炎和静脉周围炎也可以使肛门周围血管壁脆化、变薄，从而引起静脉曲张，最后形成痔。

 如何判断患了痔?

许多肛肠疾病，人们只要留心是可以早期发现的，对于痔，一般可以从以下几个方面去注意。

（1）肛门部的感觉：大便时肛门疼痛，有可能是肛裂、炎性外痔、血栓外痔、肛缘水肿、肛窦炎等所致；如果肛门周围皮肤红肿疼痛不已，不能碰压，可能是肛门感染后出现了肛门周围脓肿；如果伴有脓性分泌物溢出，则可能是肛瘘形成。肛门部瘙痒往往是肛门皮肤病所致；如果伴有分泌物，则多是肛周湿疹；如果有傍晚后规律性的肛门口瘙痒，可能是蛲虫病。

（2）大便出血：如果只是大便后手纸上有一点染血，且伴有肛门疼痛，多半是肛裂发生；如果便后出血量较多，呈滴沥状，且血色鲜红，多为内痔；如果便后出血颜色晦暗，且每日大便次数增多，伴有体质下降，就应怀疑有癌变的可能；如果偶有便血，呈柏油样，大便次数没有明显改变，可能是上消化道出血。

（3）肛门赘生物：一般成人肛门也不平整，有一点软质皮赘，但如果肿物短时间内突然增大，并伴有压痛，就有可能是血栓性外痔或炎性外痔；如果便后有肿物外脱不能回纳肛内，就可能是晚期内痔、脱肛、肛乳头瘤等病；如果肛外近期突然长出一些毛刺样异物，就要考虑尖锐湿疣等一类的病了。

痔到底有什么危害?

痔从其疾病性质来看,并非属于恶性病,临床表现也仅仅是排便时出血、肛门口块状物脱出、肛门水肿、肛门疼痛、局部分泌物增多和排便困难等。但应注意的是,痔引起的并发症有时也会产生严重后果。痔的主要严重并发症有以下几个方面:

(1)贫血:痔最主要的症状之一是便血,大便时反复多次出血,使体内丢失大量的铁,引起缺铁性贫血。在正常情况下铁的吸收和排泄保持平衡状态,铁的丧失量很微小,正常成年男子每日铁的丧失量不超过 2 毫克。便血的患者,若每日失血量不超过 6～8 毫升,则丢失铁 3 毫克以上。正常人体男性含铁总量为每千克体重约 50 毫克,女性每千克体重约 35 毫克。若长期便血,丢失大量的铁,使体内含铁总量低于正常,能引起缺铁性贫血。因痔失血而导致的缺铁性贫血,一般发展缓慢,早期可以没有症状或症状轻微。贫血较重或进展较快时,出现面色苍白、倦怠乏力、食欲不振、心悸、心率加快和体力活动后气促、水肿等。一些患者可出现神经系统症状,如易激动、兴奋、烦躁等,有人认为是细胞内含铁的酶缺乏所致。以上这些症状均可通过纠正贫血、治疗痔后消失。若患有痔,应尽早治疗,以免出现上述症状,使治疗复杂化。

(2)坏死:痔的另一个主要症状是内痔脱出。脱出于肛门外的内痔,受到括约肌的夹持,静脉回流受阻,而动脉血仍不断输入,使痔核体积不断增大,直至动脉血管被压闭,形成血栓,出现痔核变硬、疼痛,难以复送回纳至肛门内。当痔核脱出不能送回时,称为嵌顿痔,传统的说法称"绞榨性内痔"。长时间的痔核嵌顿,痔核脱出于肛门外,由于局部水肿、缺血不断加重,使局部代谢产物积聚,进一步加重肛门局部水肿,加重痔核的嵌顿,这是一种恶性循环,最终出现坏死。国外曾有报道,痔核内的血栓向上扩散,若坏死扩展到直肠壁,会引起盆腔内严重的脓毒血症。此种情况虽属少见,但必须引起临床医生的高度重视。

（3）感染：痔核嵌顿后会出现不同程度的感染。患者出现里急后重、肛门坠胀明显等症状。此时感染多局限在肛门部分，如果治疗不当，强力复位，容易引起感染扩散，导致黏膜下、肛周多间隙脓肿。若脱落的细菌栓子沿静脉上行，加上抗生素使用不当或未使用任何抗菌药物，会形成门静脉菌血症，甚至脓毒败血症，也可形成肝脓肿。国外曾有报道，因痔核嵌顿伴发的致死性门静脉败血症。

总之，痔对人体有诸多危害，应引起广大临床工作者的重视，但痔患者也不必过于紧张，只要能早期治疗和适当处理，均可避免以上严重并发症的发生。

十人九痔

都说十人九痔，指的是痔在人群中极为普遍，这也能从侧面说明痔发病率之高。下面就让我们来了解一下为什么会得痔呢？

俗话说的十人九痔是真的吗？

俗话说，十人九痔，这说明痔发病率极高。我国 1977 年普查资料表明，肛门直肠疾病发病率为 59.1%，痔占所有肛肠疾病中的 87.25%，其中又以内痔为最常见。那么为什么人容易患痔呢？便秘因素和不良的排便方式与痔的形成密切相关。当粪便进入直肠并积存于直肠壶腹使其达到相当的数量后，由于压力刺激，直肠壁会反射性地产生便意，此时若不能及时将粪便排出、排空肠道，则粪便将因其中的水分被吸收而形成硬性粪块，进而挤压和损伤痔静脉，同时大便变得更不易排出。如果这种刺激长期存在，就会逐渐形成以小动脉为中心的静脉曲张性团块，最后增大成痔。如果饮食不节，或因长期吸烟饮酒导致肠黏膜充血水肿，影响痔静脉血运功能，也可酝酿成痔。妊娠和分娩因素也可引发痔，这是由于子宫增大压迫，致痔静脉瘀血、排便障碍，粪便变硬，排便用力，孕激素、松弛素等妊娠激素使血管扩张，从而引发痔。

此外，遗传因素、职业习惯也都与痔发病有关，如商店的营业员、理发师等长时间站立者，长时间下蹲工作者，办公室的文秘和打字员久坐者，均可造成痔的发生。

 为什么会患痔呢?

目前对痔的病因尚不完全明了，一般认为主要与下列因素有关：

（1）与人体的直立状态有关：因为肛门位于躯干下部，人又常处于直立状态，肛门相对于心脏位置比较低，由于地心引力的关系，肛门直肠部位的血液回流到心脏比较困难，容易郁结成痔，而动物的心脏较肛门位置低，所以至今尚未发现有生痔的动物。

（2）与痔静脉无瓣膜有关：人体其他部位的静脉都有很多瓣膜，就像是血管中的阀门开关，让血液只能朝一个方向流动，不能回流。但是，肛门部位的痔静脉中没有瓣膜，血液能够回流，回流的血液滞留在局部，导致局部血管增生曲张，从而形成痔。

（3）与感染因素有关：切片检查时可在痔组织中见到炎性变化，所以有人认为静脉丛的感染和血栓形成是形成痔的原因。因血管内膜的炎症和静脉周围炎使静脉丛的血管壁脆化、变薄、曲张，最后形成痔。

（4）与便秘和排便时间过长有关：当干硬的粪块进入直肠壶腹下部时，对直肠壁和肛管上部施加相当大的压力。直肠黏膜和黏膜下的痔上动脉、静脉处于干硬粪块和肛管基层之间，受到很强的挤压，静脉压力低，且没有弹性，因此血液回流容易受阻，不能通畅地向上回流。但动脉因压力较高，又有弹性，不易受到挤压，血液仍能继续进入肛门直肠。因静脉回流受阻，进入的血液就会积聚在肛门直肠的静脉丛中，导致静脉扩张迂曲，长此以往逐渐形成以小动脉为中心的静脉曲张性团块，最后增大成痔。

另一方面，当排干粪便时，过度牵拉肛门部的皮肤，甚至擦伤肛门上皮，导致肛门皮肤充血、发炎、增生，或导致肛周皮下血栓形成，形成皮赘外痔或血栓性外痔。

（5）与饮食有关：饮食中的食物纤维过少会导致便秘，饮酒、吃辛辣刺激食物也会刺激肛门直肠充血和瘀血，久而久之形成痔。

（6）与肺气肿、气管炎等腹压高的疾病有关：腹压过高会影响肛门直肠部位的血液回流，加重痔静脉的瘀血。另外，肝硬化、门静脉血栓等可引起门静脉内压亢进，因为门静脉系统缺乏静脉瓣，可直接导致静脉丛压力上升，这也是内痔发生和加重的原因。

此外，与痔发生相关的因素还有很多，如职业、遗传、生育、年龄等。

 为什么喜吃辣椒的人容易患痔？

对于某一个体来讲，过多的辣椒素会强烈刺激胃肠黏膜，使其充血、蠕动加快，引起胃痛、腹痛、腹泻，稀便中的一些消化酶及来不及分解破坏的辣椒素会使肛门口感觉到烧灼或刺痛感。过多的排便次数可能会损伤肛门或痔核的上皮，从而表现为大便时有出血情况发生，因此，辣椒素的扩血管作用，会引起痔病和痔症状的加重。

为什么常喝酒的人容易患痔？

大量饮酒会导致人体的一些脏器功能损伤，人体的生物钟会被打乱，会使人的身体失去平衡，免疫力不断降低，疾病很容易滋生，包括痔。患了痔，正常情况下，过量的饮酒会导致痔发作。也有资料显示，人们长期大量地饮酒发生痔的概率是适量饮酒或者不饮酒人群的 5 倍之多。饮酒不是一点好处都没有，适当的饮酒对身体有一定好处，但大量地饮酒就会给身体造成伤害，酒量的大小每个人都有差别，何为适量因人而异。另外，如果天气比较寒冷可适量饮一点酒，但往往人们会增加饮酒量，过量的话就会造成身体内湿热积聚，引起肛门充血灼痛，诱发痔。

哪些职业有患痔的风险？

某些职业因其特点也会成为痔发病的重要因素。久坐办公室者、田径运动员及重体力劳动者，都是痔的高发人群。无论久坐久行，努力负重，都可以导致肛门直肠部位静脉淤积、扩张、迂曲，从而发生痔。

 什么季节容易患痔？

一些痔患者会在每年的春、秋季节发作，出现肛门疼痛，坠胀不适，大便下血等症状。从中医学的角度分析，认为风为春季的主气，风者，善行而数变，风为阳邪，其性开泄，易伤阴液，若风邪客于肠道，则可致肠风下血，其色鲜红，点滴而下或呈喷射状，且时发时止；风邪伤肺，可使肺气宣肃功能失常，出现咳喘，而肺与大肠相表里，继而可产生脱肛等。

秋季为燥邪侵袭的气候，秋天，其天气不断敛肃，空气中缺乏水分的濡润，人体调节功能失常则会出现大便干结、便秘，而诱发痔；燥邪主秋，易伤肺，肺与大肠相表里，故可出现肛门皲裂、疼痛的肺燥肠闭症。另外，秋为长夏之后；夏季之湿浊之气客于肠间而发于秋多泄泻、肠炎等，所以春秋季节痔多发，患者应注意避免受风邪和秋燥的侵袭。

 痔与如厕时间有关系吗？

如厕时间长，尤其是蹲着排便，会让腹腔压力升高，肛周血管和肛垫组织因长时间受到挤压，容易出现血液淤积、血管曲张，久而久之也就形成了痔。蹲厕超过 3 分钟即可直接导致直肠静脉曲张瘀血，易引发痔，且病情的轻重与蹲厕的时间长短有关，时间越长发病概率越高，蹲厕的安全临界线为 1 小时。不要有排便时间长的坏习惯，尤其是喜欢蹲厕时玩手机、读书的人，最好改掉这些坏习惯，在卫生间方便的时候，时间最好不要超过 10 分钟，这样对预防痔起很大的作用。平时少吃辛辣刺激食物，注意多喝水，多吃蔬菜、水果，多运动，保持大便的通畅并且养成良好的排便习惯；长期从事久站、久坐、久蹲工作的人，最好坐久了，蹲久了就起来走走，站久了移动一下，休息一下，要劳逸结合。因为久蹲不起，会使腹压增高，容易引起静脉血回流不畅，导致直肠上静脉扩张，静脉群关闭不严，静脉丛壁变薄膨出，经常这样，就促使了痔的形成，所以缩短如厕时间是预防痔的有效方法。

 痔与腹泻有关系吗?

痔的发病与腹泻有一定的关系，腹泻导致痔发作有以下几点原因：

●腹泻使门静脉压增高，肛门直肠因粪便中的刺激物而充血，直肠静脉曲张，肛门括约肌松弛而引起痔。

●腹泻时，会有少量粪便从乙状结肠流到直肠，排便次数就变多，因其所含的不消化物会刺激直肠壁，使患者总有排便感、便不尽感，因为便意频繁，导致肛门括约肌产生的紧张感不断提升，排便后也不易弛缓，因此肛门血液循环不良，时间一长，可使直肠黏膜与肌层分离、断裂而形成痔。

●长期腹泻，直肠存在炎症，也会涉及肛隐窝而发生肛窦炎、肛腺感染及肛门直肠周围炎或脓肿等，可引起直肠下部周围组织发炎，静脉丛发生静脉周围炎、静脉炎，导致血管管壁脆化，继发血管扩张充血，引起痔的发生或加重。

 性生活会导致痔吗?

在门诊就诊中，常有女性患者提出，自己患了痔，是否与性生活过频有关。对此问题，还未有明确的定论。一般来说，痔的发病与静脉曲张、肛门直肠部形成静脉血管团及黏膜下移滑动、堆积有关。就女性而言，肛门直肠与阴道相邻，仅一壁之隔，因此，无论阴道症状，还是肛门直肠的症状，都可以引起另一方的不适。平时，常看到孕妇会伴有严重的痔，排便不畅，许多人与阴道后壁薄弱、直肠前突有关。这些现象，从一个侧面反映了直肠与阴道有着千丝万缕的联系。性生活是通过阴道来实现的，正常的性生活应当不会导致痔的发生或加重，或者说，性生活不一定是痔发生的诱因。但是，过度、无节制的性生活，会使会阴部位的静脉充盈，造成局部长期充血。同时，使阴道壁长期受刺激，从而引起直肠黏膜下移而形成痔的可能性是存在的。

 痔会传染吗？

传染病是指由一定病原体，如病毒、细菌等引起，并通过空气、食物及其他各种接触而传播的疾病。传染病的必备条件有三个：传染源、传播途径、易感人群。它的致病原因是某种病原体，如病毒或细菌。痔的发生并非由病原体感染所引起，它是因各种原因引起直肠肛门部位黏膜下及肌层的静脉回流障碍、淤积、曲张所致，与病毒及细菌感染无任何直接关系。有时，痔黏膜有糜烂，甚至感染化脓而发展为肛周脓肿，但后者与痔本身的成因关系不大，此外，痔本身不能产生病原体。因此，痔患者本身不会传染。如果痔患者患有肠道传染病，只有被传染肠道传染病的可能，久而久之可能诱发痔，但不可能直接传染上痔的。

 痔会遗传吗？

痔是否会遗传，目前尚无定论。一些学者注意到某些家族具有患痔的倾向，因而认为痔可能与遗传有关。推想这些家族的成员具有静脉壁薄弱的先天因素，这种先天性的器质性缺陷是全身的，在同一个患者身上，常常可以看到痔和其他部位的静脉曲张。但另一些学者认为痔和遗传没有确切的关系。他们认为痔在成年人中发病率如此之高，因此在同一家族中很多成员同时患痔是不足为奇的，而这种家族性现象可能是由于这些家族成员的生活条件和生活习惯都比较相近的结果，血管的先天性缺陷对痔的病理来说，充其量不过是形成痔的一种因素而已。不过这个问题还要做进一步的研究。

 痔会发生癌变吗？

痔从其发病机制来看，一般不会癌变。这是因为痔是直肠肛门部位静脉丛扩张、弯曲、隆起成团的一种静脉瘤，或称静脉血管团，是一种良性瘤。

而癌性肿物是由于细胞分化不成熟，而过度增生形成的，在病理及其临床表现上有本质的区别。但临床上也常见一些痔患者合并直肠癌或结肠癌，这多是由病患处本身恶变所致，与痔无关。即使有些时候痔发生癌变，也多数是由于痔黏膜糜烂，长期感染，特别是感染铜绿假单胞菌（绿脓杆菌），反复发作，甚至肛门周围脓肿、肛瘘，久治不愈所致，应当属痔的并发症状。由此可见，痔本身并不能诱发癌变。患者不要谈到便血或扪到肛门口有小肉团，就大惊失色，谈癌色变，也不要满不在乎，自认为就是痔，无关紧要，因而延误疾病的诊治。

痔"爱"的人

痔的发病与性别、年龄有关系吗？下面我们来看看痔更"爱"哪些人吧。

 为什么孕妇更容易患痔？

妊娠后随着胎儿生长，腹腔压力会不断增加，特别是妊娠后期，下腔静脉受日益膨大的子宫压迫，直接影响到血液回流，致使静脉丛充血扩张，加上分娩时用力努挣，加重痔静脉回流障碍，从而诱发痔。妊娠期孕激素水平增高，造成体内水钠潴留，血管扩张，这也是痔的一个诱发因素。另外，妊娠期一般活动量减少，胃肠蠕动减慢，易引起粪便干燥，排便困难，排便时干硬的粪便擦破痔黏膜而出血，甚至使原有的痔核脱出肛外引起嵌顿，造成肛门剧烈疼痛，行走不便等系列症状。

 为什么女性更容易患痔？

为什么女性比男性更容易患痔？可以从女性特有的生理特点和生活环境等方面分析。妇女在生活过程中，盆腔脏器受到压迫和血流受阻的机会较多，不断造成骨盆器官充血和瘀血，直肠受压，使粪便通过受阻而导致排便不畅，进而影响肛门的血液循环。

经期、产后、妊娠期、更年期的女性也更容易患痔，这是因为经期、产后妇女往往因为失血而导致粪便干结，排便困难。加上妊娠期、产后进食补益的食物，这类食物大多性温热，进一步加重粪便干结，这都成为引发痔的重要因素。更年期的妇女，全身肌肉变得松弛无力，肛门功能下降。加之内分泌与神经功能失调，易使人阴液耗伤，气郁化火，而造成有便意而又便不尽感。

近年来，女性生活环境的改变也是痔发生的一个不可忽视的因素。职业女性在日常生活中难免久坐久立，尤其是工作压力大，精神常处于紧张状态，排便习惯不好，形成习惯性便秘而影响肛肠健康。

除了月经、妊娠、职业等因素外，现代女性的饮食习惯也对痔的发病有一定影响。如进食量少，摄入食物纤维少而使排便不畅，或长期服用减肥药物维持体重等，都会增加肛门的负担，引起痔的发生和加重。

 痔发病与年龄有关吗？

儿童、青少年很少患痔，这与青少年处于生长发育阶段，肛肠部位的血管、肌肉等组织弹性好，加上活泼好动、体位多变，不易形成肛门瘀血有关。成年之后易于患痔，且年龄越大，发病率越高，这可能与年龄增加，血管、肌肉逐渐退化，失去原有的生理活性，同时与活动量减少、久坐久站有关。

 婴幼儿患了痔怎么办？

一般而言，婴幼儿及青少年极少患痔，但在临床中也能见到一些家长带着孩子前来就诊的。对于此类患儿，一般多与先天性肛门松弛或直肠黏膜先天性下移有关。患儿有痔时，常伴有其他症状，如大便干结，呈羊粪球状，或大便次数多，且稀溏。年长幼儿多伴有蛲虫病等。

确切地说，婴幼儿直肠肛门部黏膜弹性好，不易下移，加之局部血液循环好，不易导致静脉曲张而形成痔。蛲虫病、大便次数增多而稀溏或大便干结，使肛门直肠局部血液循环障碍，静脉曲张，或使较脆弱的黏膜受到较大的刺激而下移，从而成痔。

对婴幼儿痔，应慎重对待。大多数经过调整喂养方案或饮食结构，可使痔自愈或减轻。如不能恢复正常的患儿，可对症用药，解除病因，而后使用中药外敷。对经过各种疗法仍不能好转者，可考虑手术治疗。手术时应尽量采用姑息疗法，解除痛苦即可，以免手术对患儿造成较大创伤，影响其发育及肛门的功能。

 老年人患了痔怎么办？

老年人机体功能日渐衰退，肛门部的神经、血管、肌肉、韧带等已经松弛无力，极易患痔。其患病来源大致有 2 种：一是既往有痔史；二是随着年龄增大而发作。

对于老年患者，不论其病因、病程有多长，一般主张以痔的轻重程度来对待。病情较重者应手术治疗，而较轻者则采用药物或注射疗法进行治疗。在临床工作中，应针对不同情况分别予以治疗。

老年人普遍体弱，许多人还伴有心脑血管疾病，因此，对高龄患者或伴有较严重的心脑血管疾病者，要采取姑息疗法，以免手术、麻醉等刺激诱发危及生命的疾病，而造成严重后果。对体质较好、无心脑血管等严重疾患的痔患者，应及早手术治疗或药物注射治疗，以免耽误或加重病情，造成日后的生活质量的下降。

一般来说，在进入老龄前或在未发生心脑血管疾病前，或心脑血管疾病未加重前，对痔无论其轻重程度如何，都应该做彻底治疗，为老年人以后的生活及健康打下一个良好的基础。

 老年人应如何防治痔？

老年患者平时应该注意肛门保健，以防便秘、防脱肛和防感染扩散。

（1）防便秘：老年人便秘一般是逐渐发生的，大多是习惯性便秘。对便秘的防治可针对老年人的特点进行整体调理，以饮食调理为主，多食食物纤维含量高的食物，最好每天早晨空腹饮用一杯温开水或淡盐水，可刺激肠蠕动，有助于通便。

（2）防脱肛：老年人因肛门括约肌等一些肌肉萎缩，可引起肛门括约肌功能减退而发生脱肛，应积极治疗。可予整体调理，补益脏腑虚损，适当参加体育运动，常练提肛、气功等。还可配合腹部、臀部和肛门部按摩。如发生脱肛应及时将脱出物回纳，如经常滑脱可使用肛门带帮助固定。

（3）防感染扩散：老年人肛周感染发病率虽然没有年轻人高，但由于免疫功能减退，肛周感染或脓肿形成后容易扩散，故肛门清洁卫生在老年人的肛肠保健中不能忽视，对肛周感染要早期发现、及时治疗。

痔的困扰

上面我们已经了解痔的家族很庞大，所以，我们下面就要认清到底是哪一种痔在困扰着你。

 肛门不舒服就是患痔了吗？

肛门直肠部位常见的疾病包括痔、肛裂、肛周脓肿、肛瘘、直肠脱垂、肛门瘙痒症、肛周湿疹、肛管直肠肿物等，其常见症状主要有便血、便秘、脱垂、疼痛、肿胀、分泌物增多、肛周潮湿等。因此，肛门部的不舒服未必就是患了痔，应根据个人情况，及时去医院就诊检查。

 痔主要分哪几种呢？

齿状线以上的痔是内痔，齿状线以下的痔是外痔，而跨越齿状线上下同一个方位的痔则为混合痔。一般而言，内痔多以便血或便时肛内有物外脱为主症，外痔则多以肛门肿痛或异物感为其主症，混合痔可兼有内、外痔症状。

内痔会出现什么症状?

内痔初起症状不明显，仅在体格检查时才被发现。但随着痔核逐渐增大，症状亦会逐渐加重。内痔常见症状如下：

（1）便血：排便时或便后出血，色鲜红，有时粪便表面附有少量血液，或将手纸染红，有时为滴血或射血。由于粪便擦破黏膜，或因排便时过于用力，血管内压力增高，以致曲张静脉血管破裂，排便时则有喷射状出血。如长期反复出血，或多次大量出血者，还可引起贫血。

（2）脱出：由于痔核体积增大，排便时受到粪便的挤压，使其逐渐与肌层分离而脱出肛外，有时是 1～2 个痔核脱出，有时是全部痔核并带有直肠黏膜一起脱出。最初仅在排便时脱出，便后能自行复位。症状较重者，脱出后需用手推回，或卧床休息方能复位。症状更严重者，除排便时脱出外，凡用力、行走、咳嗽、喷嚏、下蹲等，都可能脱出。脱出的痔核极易受感染，常因发炎、水肿、疼痛而发生嵌顿，以致复位困难。

（3）疼痛：单纯内痔一般无疼痛，有时仅感觉肛门部坠胀或排便困难。如有发炎、水肿，痔内有血栓形成或嵌顿，则有疼痛。如脱出未及时复位，则疼痛加重。如发生嵌顿，有溃烂坏死，引起肛缘发炎、水肿，则疼痛剧烈，患者坐立不安。

（4）黏液流出：直肠黏膜长期受到痔核的刺激，引起分泌物增多。晚期内痔因肛门括约肌松弛，常有分泌物由肛门流出。轻者排便时流出，重者不排便时也自然流出，污染内裤，患者极不方便。在内痔脱出时，分泌物更多。

（5）瘙痒：因分泌物或脱出痔核的刺激，使肛门周围潮湿不洁，发生湿疹和瘙痒，瘙痒有时是由于内痔脱出因反射作用而引起的。

（6）内痔发作：内痔平时症状轻微，无大痛苦，如有便秘或腹泻，或过于劳累，就会忽然加重，称为内痔发作。在内痔发作时，痔核突然肿胀、突出、灼热、疼痛，有搏动及异物填塞的感觉。因受干硬粪块的挤压，易破溃出血，里急后重。发作持续 3～5 日，如治疗得法，肿胀逐渐消散，血栓被吸收，痔核变软缩小。有时肿胀不易消散，由于感染、化脓、溃烂或因血液循环受阻，痔核也可发生坏死。

 内痔如何分型及分期?

根据内痔的病理变化和发展程度，临床可以分为三型和四期。

（1）三型：①血管肿型。由毛细血管增殖和扩张而成，外形如杨梅，表面粗糙或光亮，呈鲜红色，黏膜较薄，触之柔软而易出血。②静脉曲张型。为静脉丛屈曲，痔核内可有血栓和扩张成球状的静脉瘤，表面黏膜较厚而带有光泽，呈紫红色，不易出血。③纤维化型。由于反复脱出、擦伤和炎症刺激，使内痔结缔组织增生，表面黏膜纤维化而变硬和富有弹性，呈苍白色，不易出血。

（2）四期：①一期内痔。便时带血、滴血或喷射状出血，便后出血可自行停止，无痔核脱出。②二期内痔。常有便血，排便时有痔核脱出，便后可自行还纳。③三期内痔。偶有便血，排便或久站、咳嗽、劳累、负重时痔核脱出，需用手还纳。④四期内痔。偶有便血，痔核脱出不能还纳或还纳后又脱出，多伴有感染、水肿、糜烂和坏死，疼痛剧烈。

 内痔该与哪些疾病相鉴别?

内痔引起的便血、脱出和肛门松弛等症状，应注意与下列疾病相鉴别：

（1）直肠腺瘤或绒毛乳头状瘤：这类肿瘤如有长蒂，排便时可由肛门脱出，指检时可扪到圆形质硬的肿块。窥器在直肠内可见到肿瘤，呈朱红色，有的有蒂，有的无蒂，有的单个独生，有的多个群聚，经常出血，每次排便带血或带有血丝，也偶有大量出血。

（2）直肠癌：常被误诊为痔，延误治疗，应特别警惕。癌肿形状不规则，呈菜花状，表面不整齐，质坚硬，常有出血和恶臭脓血分泌物，经活体组织检查可以诊断鉴别。

（3）肛乳头肥大：位于齿状线，表面为肛管上皮，常呈锥形，质较硬，灰白色，不常出血，有刺痛或触痛。

（4）肛门直肠脱垂：直肠黏膜、肛管或直肠全层脱出，脱出垂成环状，表面光滑，常有由肛门向外而具有层次的黏膜皱襞，无静脉曲张，出血较少。

（5）肛裂：排便时出血，但无肿物突出肛外，有疼痛间歇期，检查时，可见到肛门部有裂口。

（6）肠出血：各类肠出血，血色深紫，与粪便混合，并有其固有症状。内痔出血，血色鲜红，常在便后滴血或射血。

 外痔通常分为几种类型？

根据组织的病理特点，可分为以下 4 种类型：

（1）血栓性外痔：是齿状线以下突发性红肿包块，疼痛明显，皮下可触及硬结。多数是由于用力排便，大便干结，咳嗽剧烈等，使肛缘静脉破裂，血液外渗到周围组织内，成为血肿，在肛门部皮下淤积形成一个隆起的小血肿，发病突然，疼痛剧烈，坠胀不适，肛缘皮下可摸到硬而滑的瘀血块，可一个，也可几个。未感染者可在 4～5 周自愈，感染即可形成肛门周围脓肿。

（2）结缔组织性外痔：是在齿状线以下有柔软的隆起性组织，表面覆盖皮肤，无疼痛，无红肿，又称皮赘。是由肛缘皮肤皱襞变大，结缔组织增生所形成的肛缘皮赘。多见于炎性外痔后，或由于硬粪便致使肛门损伤、感染，水肿炎症消退后，皱襞不能复原，如此反复。或由于肛门分泌物增加等均可导致此类外痔。该类痔的特点是平常无任何症状，一般有排便后不易擦净感或肛门有点潮湿、瘙痒等不适感。

（3）静脉曲张性外痔：是肛缘隆起成椭圆形或长形，触之柔软，无疼痛。大便用力时，可见肛缘有暗紫色肿块，排便或休息后肿块体积可缩小。

（4）炎性外痔：是指齿状线以下发生的包块，起病较急，包块皮肤水肿潮红，压痛明显。是由于肛门皱襞发生炎性水肿所致疼痛、肿胀、发红、发热。多数因肛门摩擦受损，感染细菌而发病。

血栓性外痔有哪些症状特点？

血栓性外痔多在肛缘皮下突然起一圆形或卵圆形肿块，较硬，色紫暗，多在肛门两侧单发，偶有多发。小者只有灼热痛，触痛敏感。大者剧痛，肿块越大，疼痛越重，排便活动时加重，妨碍行走，坐卧不安。有时经2～3天血栓溶解吸收，肿块变软，疼痛减轻。如未发炎，肿块可在4～5天完全消散，不留痕迹，可以自愈，如果感染可形成小脓肿，自溃排脓，破口延期愈合。如有的渗血广泛，皮肤紧张，可以溃烂，血栓自然排出，伤口自愈。既未感染又未溃烂的，最终会血栓机化。

 结缔组织性外痔有哪些症状特点？

结缔组织性外痔的症状特点是常单发在前、后位，经产妇多在前位，底宽尖长，突出易见，呈黄色或淡红色，无痛。偶有多发，大小形状不等，有环状的、鸡冠状的或不规则形状的皮赘，表皮皱褶增多变深，常有少量分泌物和粪便存积。如无炎症改变，多无症状，便后手纸难以擦净而污染内裤，如有发炎则感疼痛，坐立不安，行走不便，表皮皱褶肿大，皮肤发红，轻度渗出，有时发生湿疹而瘙痒。括约肌略肥大常有肛门梳硬结，易受刺激而引起括约肌痉挛。

 静脉曲张性外痔有哪些症状特点？

静脉曲张性外痔的症状特点是起病缓慢，起初只感觉肛缘隆起不适，久蹲久坐或排便时增加腹压而突出明显，卧床休息后又萎缩变小，皮色正常无压痛。如有血栓形成则有疼痛及触痛。在肛缘两侧有肿块。这个病一般不疼痛，不出血，仅觉肛门坠胀或有异物感。

 炎性外痔有哪些症状特点？

炎性外痔的症状特点是肛门部红肿，痒热灼痛，行走、活动、排便时加重，肛缘可见 1～2 个皱襞水肿、充血，渗出少量分泌物。

11 外痔为什么这样痛？

有外痔者会感到很痛，而且肛门周围会突然肿起，出现伴随着剧痛的血栓性外痔核和嵌顿痔核。

血栓性外痔核是指在肛门周围的血管上出现血栓（血块），形成硬疙瘩一样的东西。有时也会出现皮肤破裂导致出血的现象。从未生过痔的人，也可能由于便秘憋气使劲、长时间保持同一姿势、着凉等原因造成肛门负担加重，而导致突然发病。

另一方面，嵌顿痔核是指内、外痔核上血栓增多，脱出肛门，肿大不能回纳肛内。这时，注意千万不要勉强将其推进肛内，否则就出血，反而使病情加重。

血栓性外痔核和嵌顿痔核都属于痔核的急性期。由于剧痛，连坐立、行走甚至排便都很困难。当然，这种情况下患者一般都会去医院接受治疗，但并不用手术。疼痛主要是由血块引起的，可用热水等热敷肛门，使用栓剂或敷用软膏等外用药，再服内服药调理，数日后疼痛和水肿就会消失，血栓也会在 1 个月左右自然消失。不过，嵌顿痔核的痔本身不会消失。

12 为什么患痔后经常感到肛门瘙痒？

痔造成肛门部瘙痒的原因有 2 种：①食用辣椒、芥末等刺激性食物，还有吸烟、饮酒等；服用一些抗生素导致局部外痔突起，皮肤皱襞内易存有少量粪渣，刺激局部组织发生皮炎、湿疹而产生瘙痒。②内痔反复脱出，直肠黏膜分泌量增加，导致部分肠道分泌物渗出至肛周皮肤，刺激局部产生瘙痒。

13 生活中应该怎样预防痔？

我们每个人最好养成每天定时排便的习惯，避免毒素留在体内，防止便秘，如厕时间不宜过长，以免肛门部瘀血。注意饮食调理，多喝开水，多食蔬菜等，如韭菜、芹菜、丝瓜、白菜、菠菜等，少食辛辣油腻的食物。避免久坐久立，进行适当的活动或定时做肛门括约肌运动，避免持续保持同样的姿势，增加血液循环，促进胃肠道蠕动，促进大便排泄，改善人体气血。在日常生活中，我们要注意保持肛门的清洁，尤其在便后尽量用清水清洗肛门，保证肛门的卫生，也是有效预防痔产生的方法之一。有很多人往往只注意外阴的卫生，却忽视了肛门的清洁。平时应多注意休息，熬夜和劳累可诱发痔的发生，发生痔时应及时治疗，防止进一步发展。

痔与便血

患了痔，最能引起你关注的莫过于便血了，便血与痔可谓如影随形，痔核的脱出你可能不会放在心上，但便血一定会让你感到恐慌。下面我们聊聊便血与痔的关系。

 便血一定是痔吗？

大家之所以有这样的疑问，是因为痔的发病率较高，便血又是内痔的主要症状之一，故患者容易把便血归之于痔。但因为很多疾病均可以引起便血，如内痔、肛裂、直肠息肉、溃疡性结肠炎、消化道肿瘤等，故便血不一定是痔引起的。一旦发现便血，要及时请医生诊治，明确诊断，以免耽误病情。

 引起便血的情况有哪些？

（1）按病变的部位分类：①上消化道出血。常见于胃炎、胃及十二指肠溃疡、肝硬化、食管及胃肿瘤等。②下消化道出血。常见于肛裂、痔、肛瘘、慢性结肠炎、细菌性痢疾、阿米巴痢疾、结肠或直肠息肉、肿瘤等。③全身性疾病。常见于血液病、尿毒症、伤寒、流行性出血热、钩端螺旋体病等。

（2）按便血的特征分类：①鲜红色与粪便不相混合。常见于肛门及直肠出血。②鲜红色与粪便相混合。提示下消化道出血，包括各种炎症及肿瘤。

③黑便。提示上消化道出血，包括消化性溃疡、肝硬化、炎症及肿瘤等。

 哪些疾病可以造成便血?

由肛门排出血液或粪便带血，称为便血或血便。便血是消化道出血的一种表现。引起便血的原因很多，所有引起呕血的疾病都可以有便血。下消化道疾病，如细菌性痢疾、阿米巴痢疾、溃疡性结肠炎、肠结核、结肠和直肠息肉或癌、痔、肛裂等均可引起便血，其中痔出血最多见。出血的部位不同，便血的颜色也不同。胃、十二指肠溃疡引起的上消化道出血，便血多呈柏油样或黑色。下消化道出血，便血呈暗红色或鲜红色。

当粪便呈黑色或鲜红色时，应排除以下几种原因：①口服某些中草药及炭剂、铁剂等，粪便呈黑色。②进食过多的肉类、猪肝、动物血或菠菜时，粪便呈黑色。③口服酚酞制剂后，粪便呈鲜红色。

 如何分辨出血的部位?

内痔生长于肛门部位的齿状线之上，因而大便时易出血，血色鲜红；肠道出血，是由于感染或其他原因引起的炎症所致，血中常伴有其他分泌物，故血色紫暗。内痔出血所致便血，血在粪便表面，时有滴沥，或喷射而出；肠道炎症，粪便、分泌物、紫暗血迹，混杂于一起。内痔出血较多时，可继发贫血；肠道炎症引起的便血，常伴有肠道炎症的固有症状。在临床上不难区分此两者。

低位消化道出血，尤其是结肠、直肠下端出血，血色鲜红而且与排便关系密切。痔出血的特点是用力排便时，血液从肛门内排出，量不等，或便后手纸带血，或滴血，或呈喷射状。

肛裂引起的便血，一般量较少且伴有剧烈疼痛。直肠息肉出血，多见于儿童排便时血液污染肛门周围。若为成年人，粪便中带血并混有黏液和脓性分泌物，气味奇臭，伴有便条变细症状，应高度注意直肠和下段结肠有无肿瘤存在。若粪便中带血并伴有黏液，里急后重，大便次数增多，左下腹疼痛者，首先应考虑痢疾和慢性肠炎。

引起大便出血的原因很多，包括肿瘤、息肉等。大便出血不伴疼痛一般是由内痔引起，但有时肿瘤也会伴有出血。判断是否患了痔，最好到医院做一下检查。

 患了痔一定会便血吗?

痔的主要症状是便血，但不一定所有的痔都会便血。排便时粪便擦破痔核黏膜表面，并损伤黏膜下血管，或排便过于用力，血管内压力增高，以致曲张静脉血管破裂时可引起便血。痔的便血可发生于排便的全过程，但多数在排便后出血，血色鲜红。少数情况下，可见出血量较多，血液在肠腔里潴留，排出时可见暗红色或有血块。从出血的方式看，量少者，仅粪便带血或手纸染血。量多者，则可见滴血或喷射状出血。

明明白白去医院

当痔发展到一定程度，就应该去医院治疗了，但大多数人因为对医院的恐惧，总是忍到不能再忍了才会去医院，这样可能会造成病情的延误；而有的人因为太在意自己，可能不需要去医院治疗，也会急急忙忙地去医院，这样又可能会造成自身经济上的浪费与医疗资源的浪费。那么到底痔发展到什么程度才需要去医院，应该去什么样的医院，去了医院会做一些什么样的检查等问题，下面将给大家一一介绍。

痔的就诊

许多人总是认为只有患了大病才会去医院，去了医院就是患了大病。尤其是对于痔这种被普遍认为的"小病"，更是"谈院色变"，不愿去医院诊治，因而延误病情的例子数不胜数。因此对于去不去医院的讨论是很有必要的。

 什么时候才需要去医院就诊？

一般人患了痔就会去医院诊治，但也有人患了痔很多年也不去医院治疗，而且好像也没有什么后果。那么，什么样的情况我们需要到医院去就诊呢？什么样的痔患者可以自行保养调治呢？一般来说，因大便干燥、屏气努挣后肛门偶尔出血者，或是轻度肛门瘙痒者，或是因劳累肛门肿物少许突出、疼痛不甚者，可以在病因明确的前提下自行保养调治。一般服用一些润肠通便药，注意休息，温水坐浴，肛门部擦点外用药膏等，是可以不去医院就诊的。但大便出血量多，或伴有便次增多、肿物较大、疼痛剧烈，肛门瘙痒经久不愈，特别是肛门周围突发疖肿，红肿疼痛者，千万不要挤压或胡乱用药，必须去医院诊治。因为这往往是肛周脓肿、肛瘘的症状，许多人忽略了这一点，吃了不少苦头。显然，那种把痔视为小毛病而不加以治疗或是胡乱用药是不可取的。

 痔应该去医院的哪个科室就诊?

许多人大便出血或肛门有肿物脱出时就会怀疑自己患了痔。可到医院去看病时，挂号时一看，没有痔科，而只有肛肠科、肠道门诊、消化科，就不知道该挂哪个科的号。其实，肛肠科就是专门看痔或肠道病的，在一些分科不细的医院，消化科、普外科也可就诊。挂了专科的号，有关专科的医生会给您做详细的检查，并告诉您是患了什么病，同时给您做出正确的处理，是用药还是需要手术治疗。如果您实在是不知道在哪里看病，就到门诊咨询服务台去询问一下，服务人员会告诉您究竟应该到哪里看病。一般大医院里都有专门治疗痔的科室。

 痔患者去医院就诊前需要做什么准备呢?

患者就诊前应保持饮食清淡，不吃难消化的食物，如金针菇等，尽量排空大便，如果实在大便难解或有便不净感，也不必服用泻药或灌肠，否则反而会影响检查；便后及时做好局部清洁工作，以保证进行肛门检查时，视野清晰，避免贻误。

 痔患者去住院需要带什么东西呢?

患者在病情达到需要住院的情况下，去医院时需准备好身份证、医保卡、医保本、住院所需押金，如果医院要求则自己需要备手术后用于坐浴的水盆。痔手术多为小手术，一般住院7日左右即可出院，所以生活用品带适量即可，手术期间注意饮食。

痔的检查

因为痔发生部位的特殊性，所以您想要亲眼看看自己的痔长什么样几乎是不可能的。来到医院，进行最多的便是检查了，也只有通过检查才能明确对你的诊断。有的人可能因为羞于暴露自己的隐私部位而拒绝检查，有的人因为害怕疼痛而拒绝检查，其实这些都大可不必，究其原因还是因为对检查的不理解，如果知道了检查的方式与流程，就不会存在这些问题了。

 痔该怎样检查？

很多痔患者来医院进行检查时，由于羞于患病部位的特殊或者不清楚医生的检查方法，往往十分紧张，此时患者应尽量调整好自己的心态，同时医者为了让患者尽量轻松地接受检查，也会让患者了解一下检查的内容。

第一次就诊的患者，多会被问及患病部位是否有疼痛、出血、脱肛、瘙痒、分泌物等症状，如果有以上症状，还会被问及以上症状的性质、程度等，此外，关于本病发病的原因、病史，以及患者日常生活习惯等也会被问及，患者应尽量正确、详细地为医生叙述，以免影响进一步诊治。

问诊之后即为患者进行肛门部专科查体，患者多采取侧卧位、截石位或胸膝位等，以充分暴露肛门局部，医生通过眼观、手触肛门外部以及指诊肛门内部，先大致了解患者病情，再通过一种肛门镜的检查工具，插入肛门内，将肛门内部直观地暴露在医生视野中，以充分观察直肠末端至肛门部的所有部位，以详细了解内痔痔核或肛裂等程度。

部分患者接下来还会进行直肠镜检查，以看到肛门镜不能看到的直肠内部病变，以观察直肠有无充血、溃疡、息肉、肿瘤以及分泌物的性质等，必要时还可采取灌肠 X 线检查、直肠纤维镜检查等，以了解直肠整体情况，从而进行诊断及鉴别诊断。

以上检查结束后，医生会告知患者所患痔的类型及程度，以及接下来的诊疗计划，患者若有不清楚的地方，应及时与医生沟通，充分了解自己的病情，积极地配合医生进行治疗。

 肛门指诊时需要采取什么体位？

患者进行肛门指诊时，应根据患者自身病情需要以及患者身体情况来选择以下适合的体位。

（1）胸膝位：是外科疾病检查中最常用的体位，尤适用于乙状结

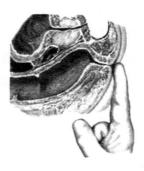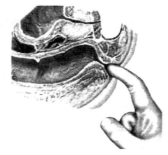

肛门指诊

肠镜检查。检查时患者俯身跪在检查床上，胸部和两肘紧贴床面，双膝屈起，臀部抬高，腰部下压，使肛门部充分暴露。由于此体位不易长久保持，所以对于行动不便者、年老体弱者或重病患者应酌情选取。

（2）侧卧位：是肛肠科检查及手术治疗时最常用的体位。检查时患者向左或向右侧卧于检查床上，臀部靠近医者所在方向的床沿，上侧髋膝关节分别屈曲90°，向腹部靠近，下侧腿伸直，充分暴露肛门及臀部。此法适用于行动不便者、年老体弱者或重病患者的检查。

（3）截石位：患者取仰卧位于检查床上，双腿分开分别置于两侧腿架上，将臀部移到检查床边缘，使肛门部充分暴露。此法适用于肛门直肠部手术以及痔术后大出血的处理，有腹腔疾患或不便于改换体位时亦可用截石位，对身体虚弱者尤为适用。

（4）弯腰扶椅位：患者双手扶椅，弯腰向前，露出臀部。此种体位方便易摆，不需特殊设备辅助，适用于团体检查以及不适合上检查床检查的患者。

怎样做肛门指诊?

依据患者自身身体状况，为患者取合适的体位后，嘱患者放松肛门，医生将带有检查手套的右手食指涂以润滑油，缓慢轻柔地插入肛门内，进行触诊检查：①检查肛管及直肠下端有无异常改变，如肛乳头肥大、肛门狭窄、肛门括约肌收缩力的强弱以及男性前列腺和膀胱，女性可触及子宫颈，两侧可触及坐骨直肠窝，骨盆侧壁，其后方可触及骶骨和尾骨。②检查肛管直肠环，此环由内外括约肌的上缘和耻骨直肠肌下端共同构成，围绕于肛管和直肠的交界处。检查时在肛管后方及两侧易触及，而肛管前部不易触及。③检查肛管直肠前后壁及其周围有无触痛、搏动、肿块及狭窄，如果有，应注意肿块的大小、硬度、活动度及狭窄程度。

 肛门指诊痛苦吗?

多数患者在不了解检查过程的情况下会有此疑问，出于恐惧心理，患者来医院检查也会很紧张，所以，在给患者进行检查之前，医生需要与患者进行简单的沟通，讲解一下检查过程，让患者尽量放松配合医生，以达到检查目的。医生在进行肛门指检时，会配合患者呼吸，并且手指上会涂有润滑油，减轻进入的阻力，使疼痛感降到最低。

 肛门指诊有什么意义?

肛门指诊是检查肛门直肠疾病中最简便、最有效的方法之一，通过肛门指诊可及早发现肛门部及直肠末端的早期病变，因此，临床上对初诊患者及可疑患者都应做肛门指诊检查，避免延误直肠肿物等重要疾病的早期诊治及手术最佳时机。

 需要做哪些实验室检查呢?

痔患者，会根据其个人病情不同做相关必要的实验室检查，而需要手术治疗的患者，更应进行常规的实验室检查，如血型、红细胞、白细胞计数、出血和凝血时间、红细胞沉降率（血沉）、尿常规、大便常规、肝肾功能及离子测定等检查，根据患者检查结果来确定患者身体是否适宜手术治疗，若检查结果明显异常的，则考虑暂缓手术或不宜手术，或经系统治疗后复查结果恢复正常并较为稳定后，再考虑手术治疗。

（1）血红蛋白及红细胞数：作为反映患者是否贫血及贫血性质的依据，亦是患者是否需要输血的依据之一，内痔长期、大量出血的患者，严重时即会有贫血症状，而严重贫血者，则不宜行手术治疗。

（2）白细胞计数及分类：白细胞计数增多，表示机体在面对大多数传染病和炎症的过程中对致病损害的防御反应增强，是机体的正常现象，如肛周脓肿、急慢性肠炎、细菌性痢疾等。白细胞计数减少临床常见于应用氯霉素等药物或 X 线等放射物质引起。因此，临床上遇见肛门、大肠部肿瘤患者需应用化学疗法或放射疗法治疗时，应密切关注白细胞计数的变化情况，如变化剧烈，则应及时调整治疗方案。白细胞计数与分类的改变与病情变化转归的关系也十分密切。

（3）红细胞沉降率：属于一种非特异性检查，它的改变与许多疾病相关。红细胞沉降率加快，一般可见于急性感染性疾病、严重贫血、活动性结核病、败血症、恶性肿瘤等，定期检查可了解疾病的变化及治疗效果。

（4）血小板计数与出血和凝血时间：本项是手术前必不可少的常规检查，对于鉴别患者出血性质有重要意义。

（5）尿常规：包括尿液的尿量、尿相对密度（尿比重）、颜色、酸碱反应、尿蛋白、尿糖的检测及显微镜检查等，大出血患者造成的出血性休克，可根据尿量及尿相对密度的变化来指导补液。

（6）大便常规：包括肉眼可观察到的大便外形、硬度、颜色、嗅气味以及有无血液、显微镜检查及细菌学检查。如直肠肿物压迫肠腔可使粪便变细、变形，且伴有暗红色血液或黏液血便；急慢性肠炎的粪便可见黏液或脓血；肛裂或内痔患者多可见粪便上有鲜血或排便时滴血，血色鲜红。

（7）其他检查：肛肠疾病的患者，在检查过程中常须排除一些其他致病因素，如肝脏、肾脏、心脏等疾病患者，应做相应的实验室检查。而手术前的肝功能、肾功能的实验室检查亦是常规检查之一。

 如何做肛门镜检查?

肛门镜检查前患者无须做特殊准备，进行肛门指诊后，以右手持肛门镜并用拇指顶住芯子，将肛门镜头端涂上润滑剂，左手拇指与食指将臀部分开，露出肛门口，同时嘱患者放松肛门口，用肛门镜头部按摩肛缘，使括约肌放松，再朝向脐部方向缓慢插入肛门，当通过肛管后改向骶凹进入直肠壶腹部，此时将芯子取出，取出后注意观察芯子上有无血液、分泌物及血液、分泌物的性质等。若直肠内有分泌物阻碍视野，可用止血钳钳夹棉球揾净，然后再仔细检查。注意观察黏膜的颜色，有无溃疡、息肉、肿物及异物等，缓慢退镜，逐步观察，在齿状线处尤其要注意内痔、肛乳头、肛隐窝等病变。

 为什么一定要做肛门镜检查呢?

患者如果是单纯外痔，一般可以用肉眼直接看到，但如果为混合痔则肉眼不能发现，需要使用肛门镜进行检查。肛门镜检查是痔的常用检查之一，对肛管、直肠下段的观察能达到较为满意的效果，肛门镜检查可直观地检测评估痔的严重程度，肛裂的情况，肛乳头的病变等。此外，肛门镜检查也可以用来协助诊断直肠肿瘤。所以痔患者，特别是混合痔患者，肛门镜检查是必需的。

 如何做电子结肠镜检查，其意义何在?

电子结肠镜检查，是通过镜头将患者肠道病灶部分图像清晰地显示在电脑屏幕上，如肠道炎症、溃疡、感染、肿物、憩室、出血、息肉、肠道狭窄等，为临床诊断和治疗提供了适宜的方法。因此，凡出现不明原因的便血、黏液便、脓血便、慢性腹泻、粪便形状明显改变，或排便习惯不规律者，或需要套扎、电灼、钳夹肠道息肉者，或患者有可疑肿物需要采取组织标本进行病理检验者均需进行电子结肠镜检查。需要注意的是，部分患者，如直肠、乙状结肠有慢性感染者，肛管有疼痛性疾病者，心力衰竭或身体极度虚弱者，肛门狭窄者，某些精神性疾病及活动性疾病者，以及妇女月经期、妊娠期者，一般禁忌进行此项检查。

做电子结肠镜前，为确保患者肠道已空，一般会要求患者在检查前24小时内只食用半流质饮食，如稀粥、稀面条等，必要时则需服用泻药以清空肠道，检查前一天下午三四点，用开水冲泡番泻叶3～6克，代茶饮，或临睡前服聚乙二醇电解质散2包。检查当天早晨禁食，术前2小时做清洁灌肠，肠腔内视野清晰，可便于检查。术前半小时给以镇静剂和抗胆碱能药物，如肌内注射阿托品1毫克或地西泮注射液5～10毫克以充分缓解患者紧张情绪。

进行检查时，嘱患者左侧卧位，尽量深呼吸放松肛门，医生将电子结肠镜缓慢插入肛门内，直至顺利全部插入结肠，按顺序观察肠腔内有无病变，检查完毕后，再慢慢将电子结肠镜向外退出，边退镜边继续观察。检查时需注意观察黏膜的颜色，充血程度，有无出血点、溃疡、息肉、分泌物、结节或肿物等病理改变，如发现可疑病理改变如溃疡、息肉、肿物等时，可做活体组织检查，用咬取钳在病理改变的边缘取数块小组织送病理检查，咬取后注意创面有无出血，并予以充分止血。

电子结肠镜检查结束当天，患者应卧床休息，自觉腹胀时可顺时针按摩腹部，促进肠腔内气体排出，并观察有无腹痛。如出现下腹部持续性疼痛，并逐渐加重，下床活动时腹痛加重，肩背部有放射性疼痛者，应及时就诊，以免发生休克。若患者腹部检查时出现腹膜刺激征，腹部X线检查见膈下游离气体者，首先应考虑肠穿孔，诊断明确后，应及时采取手术治疗等措施；电子结肠镜下进行活检者，视患者及创面情况予以口服止血药及抗生素。

痔的"家"

我们在前面谈了好多关于痔的"身世",但它的具体发病部位在哪儿?经常听的"母痔区""痔核""3点、7点、11点"到底是怎么回事?下面会为您一一解答。

 痔好发在"几点"?

患者取膀胱截石位时,以钟表12等分标记法划分肛门,肛门前位(会阴方向)为12点方向,肛门后位(骶尾方向)为6点方向,左侧(患者位置)为3点方向,右侧为9点方向进行顺时针标记。通常,内痔好发于肛门齿状线上3点、7点、11点方向,又称为母痔区;血栓性外痔好发于3点、9点方向;结缔组织性外痔好发于6点、12点方向;环状混合痔则多见于经产妇或久蹲的患者。

 为什么内痔多发生在这些部位?

齿状线以上的为内痔,是肛垫的支持结构、静脉丛及动静脉吻合支发生病理改变及移位,被覆直肠黏膜,由于内括约肌收缩,肛垫以Y形沟分为左侧、右前侧、右后侧三块,所以内痔则好发于这几个部位。

 肛门周围的疾病该如何区别?

由于病因不同,因此不同疾病所表现的症状和轻重程度亦不相同。

(1)便血:如患者便血点滴而下或呈喷射状,血色鲜红,无疼痛者,多为内痔;大便与黏液、脓血相混,血色晦暗,肛门有下坠感者,应考虑有肛管直肠癌的可能;大便干结难解,伴便血色鲜红,肛门疼痛剧烈、疼痛呈周期性者,多为肛裂;黏液血便,色暗红,伴腹痛、便溏、大便次数明显增多者,多为慢性结肠炎所致。

（2）便秘：便秘既可以作为单独的一种疾病，又可以作为多种疾病的一种症状，同时，又可引起肛裂、内痔出血等其他肛门直肠病症。

（3）脱垂：脱垂症状可见于肛管直肠脱垂及二期、三期内痔，也可见于直肠息肉、肛乳头瘤等疾病。

（4）疼痛：血栓性外痔、炎性外痔、肛裂、肛周脓肿、混合痔嵌顿等疾病，均可出现明显的疼痛；肛周脓肿患者同时可见肛周皮肤红、肿、热、痛的症状；血栓性外痔和炎性外痔，患者可出现明显的肛门肿胀伴疼痛，具体可根据患者病情相鉴别。

（5）分泌物：肛周脓肿、肛瘘、肛门湿疹、痔核脱出、肛窦炎等疾病，肛周常可见到不同性质的分泌物，而分泌物反复刺激肛周进一步引起肛门湿疹、瘙痒等症。

痔的密切关注

医学很精密，但并不完美，自己的身体，最需要的是自己首先负起责任。由于肛门部位的特殊性，肛周疾病的复杂性，对于这里的疾病，可能并不能给予明确的诊断。所以，最重要的还是在于自己的密切关注。

 是痔还是直肠癌？

直肠癌是指发生于直肠部位的恶性肿瘤，主要症状有便血、腹痛、排便异常、消瘦等。

（1）便血：便血颜色多呈鲜红色或暗红色，血液多附着于粪便表面，但有时肉眼无法分辨出有无血液时，需进行大便隐血检查。

（2）腹痛：腹痛一般为隐痛或坠痛，早期可不明显，后期会逐渐加重。

（3）排便异常：排便异常主要表现为肛门坠胀，有便不尽感，排便次数增多，大便变稀，带有黏液或血液。当直肠癌肿较大时，会使肠腔变窄，造成大便变细，排便困难，严重时阻塞肠腔，导致不能排便排气，形成肠梗阻。

直肠癌早期症状并不明显，最初多为无痛性便血或黏液血便，大便次数增多等症，患者痛苦较轻，因此常被忽视，中、晚期的直肠癌患者除上述症状外，还会有体重下降、全身无力，甚至发热的临床表现。

内痔亦可导致便血、脱出和肛门松弛等症状，但具体便血性质、脱出状况等临床表现可与直肠癌相鉴别，患者发现不适感时即应及时就诊，进行诊治。

 肛门有物脱出就是痔吗？

内痔发展到中、晚期的一个主要症状就是内痔脱出肛门外，但是并非肛门有物脱出就是痔。在肛门直肠疾病中，许多疾病都可引起肛门有物脱出，如肛乳头瘤、直肠脱垂等都可有物脱出肛门。其中一类属于经常脱出，如在咳嗽、用力等情况下即可脱出，如三期内痔、完全性直肠脱垂、血栓性外痔等，需用手辅助回纳；另一类属于排便时肛门有物脱出，便后可自行回纳，如二期内痔、肛乳头肥大、直肠黏膜脱垂、直肠下段息肉等病，临床上可根据脱出物与排便的关系，脱出物外形、颜色的不同以及其他临床表现的不同进行鉴别。

 痔会导致其他疾病吗？

一般情况下，痔是不会导致其他疾病的。但是，有时严重的痔也会导致或诱发心脑血管疾病的发生。尤其是年老体弱的患者，大多数老年人都或轻或重地有便秘的症状，如果痔加重了便秘症状，患者排便时则会用力努挣，从而导致患者心跳加快，造成脑血管破裂，引起脑出血或脑梗死，使脑部血液循环障碍，形成部分脑组织缺血、水肿等病理改变；如果患者出现痔核嵌顿，剧烈疼痛还可诱发心绞痛的发作；若有血栓形成，栓子亦可随血液循环运动诱发肺栓塞、脑梗死等病；如果痔核过大，阻塞肛门部，可压迫尿道，导致小便不畅；长期便血的患者，由于慢性失血，可导致继发性贫血等一系列的病症，造成严重的身体损害。因此，患者一旦发现有痔的相关临床表现，应及早就医诊治，既可解除或减轻身体的病痛，又避免了诱发其他严重疾病。

明明白白来治疗

痔，其实是一种很"尴尬"的疾病。不只是发病部位的"尴尬"，大家对它的认识，其实也很"尴尬"。大部分人总是过度轻视这种疾病，或者根本不把它当作一种疾病，以至于造成治疗的延误而使病情加重；有的人呢？又会过度寻求诊治，总是想通过手术，使用最先进的技术，一次性、永久性地解决问题。这些问题的出现，根本原因还是对于痔治疗原则的不明确，对痔治疗方式的无知，所以这一篇，我们着重来介绍一下痔的治疗。

痔该治就治

痔因为其发生部位的特殊性，导致大家或是对它的忽略，或是对它的难以启齿，患了病，就那么忍着、放着、不去管它，这些都是错误的观念，所以大家一定要对痔这种疾病有正确的认识，该治就要治。

 患了痔可以忍着吗？

患者患了痔后，往往由于患病部位的特殊或者害怕去医院检查而用"忍"的态度来对待此病。殊不知，此种态度往往会加剧痔便血、分泌物增多、肛门松弛等症状，从而导致贫血、肛周皮肤湿疹、肛门功能失常等诸多病理改变，严重者还可诱发全身疾病，甚至危及生命。因此，患者一旦发现此病，首先要保证良好的生活习惯，如清淡饮食，保持大便成形、通畅，不久蹲久坐，适当进行体育锻炼等来缓解本病，并及时就医诊治，经过积极的治疗，绝大多数患者是可以治愈的。

痔能"自愈"吗?

痔不具有自愈性,轻度的痔可以不去医院进行就医,但是也需要患者自身要注意平时的饮食,保持大便通畅,经常做"提肛运动",这些对于痔的治疗和预防有一定的作用。但是重度患者必须去医院就诊,必要时行手术治疗。

 痔的治疗原则是什么?

临床治疗痔时,目的并非一味将其根治,而旨在减轻、消除患者最苦恼的主要症状。痔症状的改善可以视为临床治疗效果的标准。通常,首先会对患者采取一般治疗,包括嘱患者改变饮食结构、多饮水、保持大便成形和通畅等。其次,医生根据临床经验及医疗设备条件针对患者采取最有利的治疗方法。当一般治疗方法无效时,则采取药物、手术等治疗方法。

 痔能治好吗?

痔是可以治好的。病情较轻的痔可以不采用手术治疗,我们应该先让患者改变日常生活习惯,这也被称为"生活疗法",在此基础上可以使用药物治疗,比如药膏或者栓剂配合使用,还有中药熏洗疗法,将大大提升痔的治愈率。病情较重的可以选择手术治疗,现在痔的手术方法多样,如外剥内扎术、结扎切除术、环状混合痔分段结扎术、硬化剂注射疗法、冷冻疗法以及利用一次性弹力线痔套扎吻合器、TST 等器械进行手术治疗,医生会根据患者的病情选择合适的手术治疗方法,最终达到治愈疾病的目的。

 不同种类的痔治法相同吗?

痔的类型不同,治疗手段的选取也不尽相同。无症状的痔无须治疗,只要注意饮食,保证大便通畅及肛门局部的清洁即可。对于一期、二期内痔,或炎性外痔,或痔嵌顿及外痔伴有继发感染,或老年体弱,或痔兼有其他严重慢性疾病，不宜手术治疗者均可以采用中药内服治疗。而中医外治法，如熏洗法、外敷法、塞药法等则适用于各度内痔、各类外痔、混合痔的便血、脱出、肿痛及术后换药。其他疗法中，注射疗法主要适用于一期、二期内痔，内痔兼有贫血者，混合痔的内痔部分。枯痔钉疗法则主要适用于各期内痔及混合痔的内痔部分。结扎疗法则属于中医传统的手术疗法，其主要适用于较为严重的内痔。而外痔则会根据不同的类型选择使用外痔切除术、静脉曲张性外痔剥离切除术、血栓性外痔剥离术。而混合痔患者若保守治疗效果不佳时则选择外痔剥离、内痔结扎术治疗。三期、四期内痔，经常脱出肛门外者，须手复位者；保守治疗或注射疗法疗效不满意者；混合痔兼有肛乳头肥大者使用外剥内扎术。若内痔超过 4 个以上的环状内痔或伴有直肠黏膜脱垂者使用内痔环状切除术。占据肛管全周的内痔及混合痔使用切断成形术。对于混合痔及内痔伴有严重黏膜脱垂者使用吻合器痔环切术（PPH）。

 痔的非手术治疗方法有哪些?

（1）内治法：即口服药物治疗痔。中医治病特色在于整体观念和辨证论治，根据患者体质及病变部位的不同，辨证选取临床常用的单方、验方，亦可取得良好的疗效。

（2）塞药法：临床常用的栓剂种类众多，根据患者病情不同，选取对症的栓剂，直接塞入肛门内，局部用药，直接作用于患处，疗效更佳，同时也避免了口服药物对胃肠黏膜的刺激。

（3）熏洗法：又称坐浴法。通过辨证而选取合适的药物，通过药物的疗效以及热度的作用，促进患处血液循环，使气血流畅而达到消肿止痛的目的。

（4）灌肠法：即保留灌肠，其在内治法与熏洗法的基础上，将药物的毒副作用降低，使作用时间更长，治疗效果更佳。

（5）涂敷法：应用药物直接涂敷于患处。适用于患处肿痛不适、痔核脱出等症。

（6）针灸法：选取治疗痔常用穴位，如攒竹、百会、长强、承山等穴，疗效独特。

（7）导引法：即按摩与气功疗法，自古代即有，通过促进血液循环，对预防和治疗痔均有良效。

（8）理疗法：随着科学技术的发展，临床可选用的治疗设备也愈加增多，如激光疗法、红外线疗法、微波疗法等，也可取得良好疗效。

痔的手术疗法

手术，是让每个人都感到恐惧的词，不管是大病还是小病，只要一说做手术，心里就已经认为这是一件人生大事了。下面就让我们来了解一下，痔什么时候才需要手术。

 患了痔必须要手术吗？

治疗痔的方法，除手术疗法外，还有很多保守治疗的方法，当患者无须行手术治疗，或患者身体状况不适合手术治疗，或患者强烈要求保守治疗时，则不需进行手术治疗。

 痔什么情况下才需要进行手术治疗？

并不是所有的痔患者都需要接受手术治疗。没有明显症状表现的患者可以不需要治疗，有临床症状的患者而病情不严重者，可先接受保守治疗，若治疗后症状无明显改善，可选择接受手术治疗。对于重度痔患者，生理功能严重受损，则非手术治疗不可。

 痔的手术方式都有哪些？

痔的手术方式有多种，医生会根据患者临床症状的不同来选取适合的术式。

（1）外剥内扎术：沿外痔外侧远端，做棱形或扇形切口至外痔，充分剥离外痔至齿状线处，破坏内痔的毛细血管团，再于齿状线处结扎剥离外痔，同时结扎同位内痔，切除多余的组织，保留结扎残端，使结扎组织自然脱落。

（2）结扎切除术：将混合痔的外痔部分切除后，不进行缝合，使创面自然开放愈合。齿状线以上的内痔部分则于基底部以线结扎，1周左右可自然脱落。另有切除缝合术，即将内痔部分切除后再加以缝合。

（3）环状混合痔分段结扎术：即将环状痔核按其自然段分成4～5段，再将各段痔核依次钳夹，以丝线结扎于痔核基底部，使痔核自然脱落的手术疗法。

（4）其他手术疗法：临床上除以上疗法外，还有硬化剂注射疗法、冷冻疗法以及利用一次性弹力线痔套扎吻合器、TST等器械进行手术治疗，医生会根据患者的病情进行适当选择。

 痔的手术是大手术吗？

现在临床上治疗痔的手术多采用微创手术，具有创口小、时间短、出血量少、住院时间短、疼痛轻等优势，一般手术时间少于半个小时，并不属于大手术。

 痔的手术用不用缝针？

现如今对于痔手术是否需要缝针这一问题存在争议，有人认为，肛门部位容易被粪便和细菌污染，将伤口缝合，会更加容易感染，因此，一部分医生主张敞开创面不缝合，这样清洗方便并且容易保持干净，从而使肉芽能够正常自然地生长；然而有些人认为肛门部位血管丰富，因此抗感染能力很强，主张进行缝合，可以促进伤口的愈合，采用闭合式手术；还有的采用半开放半闭合式手术，就是肛缘部分皮肤创口缝合，肛门内部的肛管皮肤和黏膜敞开。

痔手术需要全身麻醉吗？

痔患者病变部位较为局限，因此通常不选用全身麻醉法。但由于不同患者的病情轻重不一，体质各不相同，因此痔手术时，多会根据患者的身体状况、手术过程的长短选择适合的麻醉方式。

 痔手术常用的麻醉方法有哪些？

（1）局部浸润麻醉：即我们常说的局部麻醉。此法简便易操作，安全性高，并发症少，多用于病变位置轻浅、范围小、手术时间短的患者。

（2）骶管麻醉：简称骶麻。此法简便安全，较局部麻醉的维持时间长，对全身的生理影响小，可用于大部分的肛管直肠疾病的手术。

（3）蛛网膜下腔阻滞麻醉：利于肌肉的松弛，可随时调整麻醉药的剂量与浓度，可用于会阴、肛门以及下腹部的手术。

（4）氯胺酮麻醉：可选择性地抑制大脑与丘脑之间的联系，使中脑与皮质间的联系受到干扰。适用于小儿患者，以及精神异常、难以合作的患者。

目前临床多选用局部浸润麻醉和骶管麻醉来进行一般的肛门直肠部手术。

 痔手术前需要做哪些检查？

手术前除前文提到的常规肛肠检查及实验室检查外，还应对青年人主诉或病史有心脏病症状者，或中年以上者，进行常规心电图检查，防止术中诱发或加重心脑血管疾病。

 痔手术前需要做什么准备？

（1）思想方面：术前应调整好紧张情绪，解除顾虑，保持良好的精神状态。

（2）饮食起居方面：不需要禁食的患者，术前 3 日可保持正常的饮食起居习惯，尽量清淡饮食，不吃辛辣刺激的食物，避免抽烟喝酒，注意适当休息，保持充足睡眠。

（3）身体方面：积极完成术前各项检查，排查手术禁忌证，必要时先积极治疗可能影响手术及术后恢复的原发疾病，再治疗本病。

（4）肠道与术区准备：术区采取清洁灌肠或自主排便的方法清空肠腔内的粪便，术区备皮，肛周皮肤清洗干净。

（5）用药方面：痔患者手术前一般不需服用抗生素等药。患者入院时应及时与医生沟通，告知自己的病史，若患者有原发疾病如高血压的患者可继续应用降压药治疗，患有感染性疾病时需继续使用抗生素治疗。手术前予患者地西泮注射液 5 ～ 10 毫克肌内注射以镇静。

做好以上准备后，在医师或护士的带领下，前往手术室进行手术。

 痔手术前需要禁食水吗？

痔手术前患者是否需要禁食水，主要取决于手术中所需选择的麻醉方法。一般手术应用局部浸润麻醉、骶管麻醉的患者，术前可适量食用清淡易消化的食物；如果选用硬膜外麻醉、鞍区麻醉等麻醉方式的患者，则需在手术前一晚8 点起至术后 6 小时禁食、禁水，以防止手术期间因麻醉反应而导致术中呕吐、术后胃胀。术中呕吐严重时可引起呼吸道误吸食物，造成窒息，危及生命。

 为什么痔术前需要清洁灌肠？

清洁灌肠是患者术前准备的一个重要环节，其目的主要在于利用灌肠液对肠黏膜轻度的刺激作用，以加快结肠、直肠的蠕动，使肠腔内的粪便、污物排出，达到清洁肠道，保证手术视野清晰，避免术后伤口被粪便污染的目的，同时又延长了术后排便的时间，使手术伤口充分愈合。

目前痔手术常用的清洁灌肠方式主要有甘油注肛的方法，用温盐水或温肥皂水灌肠的方法等，可依据患者病情适当进行选择。但是，一些身体强健，或痔不太严重的患者，术区也可以自然排便的方式以达到清洁肠道的目的。

12 清洁灌肠有哪些方式？

根据灌肠的目的不同而分为清洁灌肠和保留灌肠。清洁灌肠是用 0.1%～0.2% 肥皂水或者清洁水 500～1 000 毫升通过肛门，自肛管经直肠缓缓地灌入结肠，帮助患者排出粪便和积存的气体，防止因麻醉后肛门括约肌松弛而使大便污染手术台，增加感染机会，同时可减轻术后腹胀。清洁灌肠方式主要为以下 2 种：

（1）改进后的清洁灌肠方式：剪去一次性使用输液器连接静脉输液针的过滤器，同时剪去高分子导管末端的开口部分，然后用高分子导管连接输液器，插入深度为 17～20 厘米，恒速缓慢灌肠，平均灌肠 30 分钟。

（2）传统灌肠方式：采用灌肠桶连接一次性肛门管插入深度为 7～10 厘米，恒速缓慢灌肠，平均灌肠 8 分钟。

13 痔手术需要多长时间？

痔手术会根据患者病情及选择术式不同而所需时间长短不同，多数痔手术一般会在 0.5～1 小时。手术成功后一般需要住院 3～15 天即可出院。

痔的注射疗法

痔的注射疗法是用注射器将药物直接注入痔核内，使痔核坏死、硬化或萎缩而达到治疗目的的治疗方法。这种疗法 1869 年起源于英国，当时注射的药物主要是坏死剂，仅适用于初期内痔。我国在 20 世纪 70 年代引进这一方法后，不仅对操作方法进行改进，针对国外注射药物也进行了许多发展，现在注射疗法的适应证为出血的各期内痔，特别是一期、二期内痔。

痔注射疗法常用哪些药物？

注射疗法所用的药物一般分为硬化萎缩剂和枯痔坏死剂 2 种，这 2 种比较来说，以硬化剂较为安全。注射药物常选用消痔灵注射液、对痔核具有坏死作用的枯痔油、枯脱油，或 6%～8% 明矾注射液、5% 鱼肝油酸钠、5% 石炭酸甘油等。

注射疗法是怎么治疗痔的？

痔治疗的注射疗法多用于内痔的治疗，常用的注射疗法即是硬化剂注射疗法。此法是通过将药物注射至痔核黏膜下静脉丛间隙，刺激局部产生炎症反应，形成纤维组织，从而包绕或限制黏膜下静脉丛，使痔核逐渐萎缩脱落，同时，纤维组织瘢痕挛缩又可使痔组织及其周围组织固定在黏膜下肌层，从而达到止血和防止痔核脱垂的目的。治疗时多针对截石位的 3 点、7 点、11 点母痔区进行注射，对于单一痔核也可注射治疗，达到目的。

硬化剂注射疗法操作简便，患者痛苦小。耐受性好，疗效确切，且对日常生活工作的影响较小，尤其适用于内痔便血、轻度内痔脱垂或年老体弱不能耐受手术的患者。有合并感染的患者一般不宜采用本法治疗。

注射疗法的适应证有哪些？ 疗效如何？

注射疗法一般适用于无并发症的内痔，具体适用于一期内痔以及痔核较小的二期内痔，注射后基本可以治愈。对于二期痔核较大或三期内痔者，若患者痔症状较重，且年老体弱多病，难以耐受手术者；或长期便血，严重贫血者；或因个人原因不能手术者，均可采用注射疗法治疗，但治疗效果较差，虽在一定程度上可缩小痔核，停止出血，减轻症状，但较易复发，必要时仍适宜选择手术疗法。

注射疗法有无禁忌证？

●注射疗法禁忌将硬化剂注入外痔区，对内痔合并肛门附近急、慢性炎症者，绞榨性内痔已有血栓形成者，内痔脱垂黏膜下层已有纤维化变性、指诊可触及硬块者，内痔合并复杂性肛瘘者禁用。

●陈旧性肛裂合并黏膜增生、肛门狭窄合并哨兵痔者禁用注射硬化剂。

●肛周脓肿、肛窦炎、复杂性肛瘘、高位肛瘘或肛瘘合并感染分泌物较多者禁用。

●直肠息肉蒂基地宽大者禁用。

●肛门湿疹、神经性皮炎合并感染者禁用。

●诊断不明确的疾病，最好不用或者慎用注射疗法。

 注射疗法操作时要注意哪些?

（1）正确地选择注射部位：内痔因分类不同而要采取不同的注射部位。一期内痔，宜注入痔体中央；二期内痔宜将药物注入痔核根部，痔的顶端或痔核以上相当于肛管直肠环的平面消痔灵注射液需要按四步操作：第一步注射到直肠上动脉区；第二步注射到痔区黏膜下层；第三步注射到痔黏膜固有层；第四步注射到洞状静脉区。

（2）注射剂量：注射剂量应根据选用的注射药物不同采用不同的剂量。

（3）注射的深浅度：这是关系到注射疗法成败的关键，应特别注意。

（4）严格掌握无菌操作的原则，消毒要认真：注射时，每次进针都必须进行消毒，直肠高位注射时必须更换针头和手套。

 注射疗法常见哪些并发症?

注射疗法术后可能会出现出血、疼痛、肛缘水肿、尿潴留、感染、发热、肛门狭窄等并发症，医生应随时做好应急准备及措施。

 药物注射完毕后为何要按摩注射部位?

药物注射到黏膜下层后，形成一个小皮丘，黏膜局部隆起。当药物注射到黏膜略发白时，表明药物注射量已经达到极限，会逐渐形成瘢痕、挛缩，起到固定、收缩的作用。此时，直肠肛门黏膜部位具体表现为迅速形成一个个小的硬结，存在 2～4 个月，会给患者造成排便困难、里急后重的情况。

但是如果患者术后用手指轻轻按摩注射部位局部，药物在外力的作用下，沿着黏膜下层向四周扩散，不再形成小的硬结，既防治了并发症的发生，又起到增强固定痔核及其周围黏膜的作用。因此，药物注射完毕，一定要做局部按摩，但切记在按摩的时候一定要轻柔、平稳，使药物充分扩散，并且不损伤黏膜。

 药物注射治疗痔后，发生出血怎么办？

痔药物注射后如果出现出血应做以下处理：

●原发性出血应在局部找到出血原因，如果为毛细血管出血，则加压止血即可。

●枯痔注射疗法常会在 6 ～ 10 天出血。应在局部麻醉下，用肛镜将肛门直肠内血块清理干净，然后找出出血点，"8"字缝扎止血；如果痔脱落后，因为创面较大，找不到明显的出血点，渗血面较大，可用明矾纱布压迫止血，也可用 10% 明矾液一日数次灌肠。

●补充血容量。凡是失血量较大的患者均应予以补液或输血处理。

●使用止血剂，对有凝血功能障碍的患者及时给予凝血剂治疗。或者予以云南白药、三七粉等止血。

 药物注射疗法治疗痔会复发吗？

痔属常见病、多发病，一旦发病，无论采取何种治疗方法，包括手术治疗，都有复发的可能。原因在于它的发病诱因与人们的生理活动以及已养成的生活习惯密切相关。重视治疗，而不注意保养，会使病情进入一个不良循环。痔是一种血管性疾病，手术只是将发生病变的血管摘除，如果不注意保养，直肠和肛管周围原正常的痔静脉，就有可能产生新的痔。因此，预防才是最好的治疗方法。

痔的传统手术与微创手术

随着时代的进步，医学的发展也是突飞猛进的，各种新技术层出不穷，下面我们就来对比一下传统手术与微创手术的区别。

 传统手术方式的疗效怎么样？

传统的痔手术治疗方法虽然有许多并发症，如出血、疼痛等，但能合理设计保留皮桥（通俗地讲，就是痔创面之间保留的健康组织，以避免肛门狭窄的发生），或齿状线剥离结扎术，配合术后中药内服、熏洗、外敷换药治疗，适用于各种类型痔。尽管以上的治疗方法，临床效果都比较满意。但各种仪器的使用针对性都比较强，都有一定的适应范围，一般对一期、二期内痔确有疗效，但三期、四期内痔则需经过多次治疗，才能减轻症状。要想完全治愈，目前，仍有一定的局限性。使用这些方法和仪器，还有个操作技巧问题，若运用不当，可能加重并发症的发生。

 传统手术真的有那么痛苦吗？

肛门直肠部神经分布致密，血管十分丰富，手术会破坏皮肤组织的完整性，对局部是一种创伤，因此，必然会有疼痛。手术过程中的疼痛，多由于局部麻醉效果不理想，如患者嗜烟酒，导致对局部麻醉药物敏感性降低。手术后的疼痛：①取决于患者创面的大小及对疼痛耐受程度的不同因人而异。②术后感染，导致创面炎性疼痛。③由于切口损伤过重，多余皮赘未完全切除，以致残留皮赘水肿而疼痛。④因创面分泌物引流不畅，使分泌物留于创面上，反复刺激创面，从而引起疼痛。

因此，传统手术是否痛苦，主要取决于术者手术的操作、患者自身疾病的轻重程度、对疼痛的耐受程度以及术后患者自身的护理情况。

微创手术的适应证有哪些？

● PPH 就是痔微创手术中的一种，PPH 即吻合器痔环切术，适用于各类痔，尤其是重度内痔和部分直肠黏膜脱垂的患者。其最佳适应证应为三期内痔、环状混合痔，并发低位直肠黏膜脱垂也是适应证。

● HCPT 电凝电切仪，对各期内痔、外痔、混合痔、肛裂、肛瘘、脱肛、肛周湿疹、大便疼痛或喷血等肛肠疾病疗效十分显著，同时患者可通过电脑屏幕观察整个痔核脱落过程。

● COOK 痔枪技术是目前国际上最高效的套扎技术，其适应证：内痔、混合痔及各类痔治疗，特别是二期、三期内痔的治疗。

● TST 选择性吻合器痔切闭术或开环式微创痔上黏膜切除吻合术。适应证：二期至四期内痔、环状脱垂痔、复杂性环状痔、严重痔脱垂、脱肛、直肠黏膜脱垂、直肠息肉肿瘤等都有着理想的治疗效果。

● STARR 微创微痛技术作为痔微创术的代表，是一次性使用弧形切割吻合器。适应证：内痔、外痔、混合痔、环状痔、严重痔脱垂、脱肛。

● 自动痔套扎术，适应证：临床可对外痔、内痔、混合痔等各类痔的治疗，特别是二期、三期内痔的治疗，具有安全、有效、便捷。

 微创无痛手术真的不痛吗？

微创就是微小创伤的手术，其相较于传统意义上的手术来说有创口小、疼痛轻、恢复快、住院时间缩短、出血量减少等优势。但是并不能肯定地说微创无痛手术就是真的不痛，只能说疼痛较传统手术来讲会明显减轻很多，在可接受范围内。

 微创无痛手术需要住院治疗吗？

无痛痔手术也要保证创口顺利愈合，这些是无痛技术中重要的环节，疼痛是术后 48 小时内主要的反应之一，疼痛的轻重与切口的大小、术中的操作及个人的耐受力有着密切的关系，需要予以止痛或镇痛剂来保证术后无痛，并且术后需要及时正确、规律地换药，术后可能有出血风险，需要在院观察。所以痔微创无痛术后根据患者的不同情况可选择住院与否，但是住院观察及后期治疗可大大提升痔的顺利愈合。

痔的手术选择

前面说了很多关于手术的知识，但有的朋友依然会有疑问，比如手术方式怎么选择，手术会不会影响我的基础疾病，我的年龄或是怀孕了可以做手术吗，等等问题。下面我们一一解答。

 痔的手术方式该怎么选择？

痔可以分为内痔、外痔、混合痔 3 种，根据患者所患痔的分型、病情严重程度、患者体质、年龄等选择合适的手术方式。现在临床上治疗痔手术方式较多，需慎重选择。比如传统的手术方式（混合痔外剥内扎术）的优势在于费用较低，但是其创面较大，疼痛重，愈合较慢；PPH 是治疗脱垂性痔的新方法，具有伤口小、出血少、恢复快等优势；TST 是 PPH 的改良术式，可以选择性切除松弛严重的直肠黏膜，保护黏膜桥，防止发生直肠狭窄。以上只是简单介绍几类手术方式，临床还需要根据患者病情选择合适的手术方式进行治疗。

 痔患者同时患有高血压手术治疗危险吗？

高血压是多种心脑血管疾病的重要病因和危险因素，可影响人体重要脏器，如心、脑、肾的结构与功能，终导致其功能衰竭，迄今仍是心脑血管疾病死亡的重要原因之一。由于多种因素的影响，高血压患痔手术逐渐增多，手术是高血压患者应激反应一个重要因素。痔是最常见的肛肠疾病，任何年龄均可发病，但随着年龄增长，发病率逐渐增高。高血压患者患痔进行手术治疗存在一定的危险，但只要在高血压患者痔围术期做好精心护理，充分做好术前准备，加强健康宣传，康复指导，就可以确保患者手术安全顺利。

 痔患者同时患有冠心病手术治疗危险吗？

患者患有冠心病如果为心肌梗死或者心室颤动，一般不建议接受痔手术。如果是以心房颤动或者较轻的冠心病则可以考虑进行手术治疗。但是接受治疗前需要告知患者停用治疗冠心病的药物及阿司匹林，以防继续服用扩张血管的药物引起术中出血等严重情况。而且术前检查要完备，必要时要进行心脏彩超及左心功能检查，如果心功能较差，则不建议手术治疗。临床上则需要住院医师进行具体评估是否可以接受手术治疗。

 中风患者患了痔能否手术治疗？

中风患者是可以接受痔手术治疗的，但是如果患者为新发中风，则建议患者6个月以后，病情较为稳定时再接受痔手术。因为患者如果为新发中风，在接受痔手术时，麻醉中可能会出现较严重的并发症，所以，如果痔并不是非常严重，建议稳定后再行手术。

 糖尿病患者患了痔能否手术治疗？

糖尿病患者患了痔是可以进行手术治疗的，但痔手术部位在肛门，所以是有菌手术，创面深又有皱褶，糖尿病患者如果不把血糖控制好，伤口会很不容易愈合，出现伤口感染、愈合迟缓等症状，所以，在给糖尿病患者进行手术前须进行术前血糖监测，以调整血糖到正常水平并维持稳定，方可进行手术。

 孕产妇患痔应怎样治疗？

孕期妇女痔选择手术治疗会因抗生素和麻醉药品的使用，易引起流产、早产、胎儿畸形等不良反应。产妇产后身体虚弱，手术容易感染，且术后恢复缓慢，因此临床上常根据患者症状严重程度及怀孕的时期等，选择适当的治疗方法。我们考虑到孕产妇的特殊性，原则上以保守治疗为主。并将传统的坐浴熏洗法改良成中药外敷、中药抹洗、中药保留灌肠，从而避免了孕妇蹲位熏洗的困难。而采用对胎儿无毒害作用的中药外敷、中药抹洗、中药保留灌肠等方法，可使药物直达患处，使局部受热，扩张血管，加速血液循环，又通过皮肤、黏膜吸收，起到益气养血、疏通经络、祛瘀生新、清热解毒、消肿止痛、润肠通便作用，中药局部抹洗、外敷，不但对继发性念珠菌、细菌感染能直接起到抑制与杀灭作用，还可以避免继发性感染。中药灌肠不但能温和地促进肠蠕动，排出粪便和积气，产前还可以刺激宫缩，加速产程进展。用中药治疗既达到了对胎儿无致畸，对孕妇无早产、无毒副作用之功，又有不手术，无痛苦，疗效好，用药时间短，易被患者接受等益处，住院及门诊患者均可使用。

明明白白来恢复

手术之后，可能是您最痛苦的时候，甚至会让您产生后悔做手术的想法。其实，您之所以会这么想，很大一部分原因，是没有做好术后的恢复工作。都说患了病三分治，七分养。手术也是这样，手术仅仅是解决了病灶的问题，并没有解决全部问题，手术做完了，那么最关键的问题就在于如何恢复了。术后恢复得好，不仅能够早日出院，正常地生活和工作，更能够最大限度地减少您的痛苦。下面我们就来聊一聊关于术后的恢复吧。

痔的术后活动

生命在于运动，术后的恢复也在于合理的活动，我们一起来看看术后应该怎样活动。

 痔术后患者是怎么回病房的？

术后，虽然大部分进行的麻醉方式为骶管麻醉，对下肢影响不大，但依然会因为紧张等心理因素或其他原因造成下肢疲软无力，加之肛门部位会采用纱布进行加压止血，有可能会造成行动不便。所以，大部分医院，在患者术后都会有专人用轮椅将患者送回病房；身体较虚弱的患者，诸如小孩、老人等，可能会在手术结束后出现眩晕、恶心等低血糖的症状，在手术室经过对症治疗后，会由专人用平车送回病房；有些医院因为条件限制，或是患者身体状况允许，也可由家属或医护人员在扶持下自行走回病房。

痔术后必须卧床吗?

痔术后是需要卧床侧躺的,以防止术后创口出血,卧床的时间不应小于6小时。为了术后不影响排便,术中的创口是不须缝合的,而是采取压迫止血的方法,这样就需要患者在术后保持侧躺的方式来预防创口出血。在侧躺时,需要注意的是,不可只在一个方向侧躺,在一侧肢体感觉麻木不适后,须换另一个方向侧躺,或采取仰卧位,以避免循环障碍;如要排小便,也要尽量在床上进行,减少活动,以防止出血。

 痔术后多少天才可以坐着?

在术后的第二天,患者其实便可坐着,但是由于手术部位的原因和施术部位的疼痛,很多患者无法采取正常的坐位。若是单纯的内痔手术或是诸如PPH、TST等微创手术。施术部位仅在齿状线以上,患者便不会感觉到疼痛,故而能够正常起坐;如果患者为外痔或混合痔术后,则因术区会延伸至齿状线以下,所以会感到疼痛。为避免肛门受到压迫,可以采取半边臀部着力坐下。大部分患者要在1周以后才能采取正常坐位,但也应该注意,坐下要铺软垫。若要达到基本正常起坐,则至少要有半个月的时间来休养。

 下床活动为什么会晕倒?

有的患者在术后下床活动的时候,会出现头晕或晕厥的现象。这种情况多发生在体质虚弱、术前未进食、术后也未正常饮食的患者,加之术中出血、出汗也会较多,精神紧张等情况,都会造成患者产生低血糖反应和体位性低血压、低血容量。所以,为了预防这种现象的出现,术前患者尽量进食一些软食,若要术前禁食,则医生需要建立静脉通路等途径进行营养补充;术后当天遵医嘱活动;活动时注意动作不可过大、过激,改变体位时,节奏尽量要缓慢;出血多者,要适当补血或补液,以补充血容量。

痔术后应该如何活动？

一般来说，痔术后当天应该卧床休息，此后几天应尽可能减少不必要的活动，痔术后的创面尚未愈合之前，必须避免活动以早日使创面愈合；术后的1个月内，由于手术创面的皮肤和黏膜还非常娇嫩，虽然可以适当增加一些活动，但仍然不能进行剧烈的运动，如长时间骑自行车、长跑、劲舞、打篮球、踢足球等，以防止刚愈合的创面由于剧烈活动而导致磨损破溃；手术1个月以后可以进行正常的活动。但必须遵循循序渐进的原则，逐渐增加活动量。

痔的术后饮食起居

做手术后，肯定会打乱平时的生活节奏、生活习惯，那么术后的饮食起居应该是什么样的呢？应该注意哪些问题呢？

 痔术后多久才能洗澡？

痔术后的第二天便可以进行肛门部位的坐浴，但行闭合式手术者，则不宜坐浴。坐浴时应注意温度不宜过高。一般术后7日后，便可以进行淋浴，但仍然建议出院后再进行淋浴，也应注意肛门部位的水温不可过高，严禁泡澡。

 痔术后多长时间可以排便？

痔术后第一天就可以排便。因术前会进行清肠的操作，故在痔术后，绝大部分患者是不会马上排便，或在术后的当天排便的，如有特殊情况需要排便的，注意动作要轻，以防止出血；当肛门疼痛明显，不敢排便时，可以坐在温水盆中进行（水温以患者自身感觉不烫为适宜），以防止术区水肿。术后第一天能正常排便固然比较理想，但即使术后3日没有排便也无须着急，这时可以通过经肛门灌注开塞露的方式来促使排便。

 痔术后能吃东西吗?

痔术后是可以吃东西的。因术前为了肠道的清洁,医生往往会嘱咐患者进食清淡软食,并会为患者进行甘油灌肠等清洁肠道的操作;整个手术的过程会使患者消耗大量的能量;故术后的进食对补充患者体力至关重要,术后尽量鼓励患者进食,但须注意,进食的食物以清淡无渣软食为主,如面条、疙瘩汤、馒头、面包等,进食量要小。在术后没有排尿之前,尽量不要进食液体,以防止尿潴留的发生。

 痔术后可以喝水吗?

痔术后排尿之后便可以进食液体。因大部分患者采取骶管麻醉的麻醉方式,在麻药效消退之前,可能会感觉排尿困难,如在术后便喝水的话,很可能会造成尿潴留。故尽量保持排尿之后再饮水。如感到口渴,可以用清水漱口,注意不要下咽;如患者必须要饮水的,可以给予小量的饮水,注意饮用的水量一定要小。

 痔术后的饮食起居应该注意什么?

痔术后良好的饮食起居,对痔术后的恢复起到至关重要的作用。在饮食方面,要做到质软、量少、清淡,以防止排便困难;不吃凉饭、冷饮等凉的食物,以防止腹泻;不吃带籽的食物以及叶子大的青菜,以防止排便时卡在创口。术后需要离床适量活动,既可以促进排便,又可以促进痔核的脱落,但需要注意,活动量要量力而行,不可进行剧烈运动,不可上、下楼,以缓慢的散步为主,以防止出血。在脱核期需要减少活动,以防止脱核期的出血。

 痔术后多少天可以出院?

痔术后的出院时间,是通过病情来决定的,是因人而异、因病情而异的。

一般来讲，痔手术的平均病程为 7～14 日，单纯的内痔或是外痔的病程要短，术后 3～7 日便可出院，而较复杂的痔，如环状混合痔可能需要 10～14 日，甚至 14 日以上。另外术式的选择也会对出院时间造成影响，微创术式平均来讲要比传统术式早出院。

痔的术后并发症、后遗症

既然是手术，无论是传统的还是微创的，都会对机体造成创伤的，这是不可避免的，在术中和术后也会有并发症存在，这也是不可否认的，但这些创伤绝大部分都是可以恢复的，关于这些并发症也是可以治愈的，不会对机体造成影响的。而对您造成恐惧的那些所谓的并发症、后遗症真的会有那么可怕吗？让我们一起来看一看。

 痔术后的并发症、后遗症都有哪些？

痔术后常见的并发症有排尿障碍、便秘、出血、发热、肛门坠胀、肛门肿胀、切口感染、创面愈合延迟、瘢痕疙瘩增生等。痔术后常见的后遗症有肛门狭窄、肛门潮湿等。

 痔术后肛门坠胀是怎么回事？

肛门坠胀是痔术后常见的并发症之一，主要表现为患者肛门部位下坠不适，或有堵塞胀满感，或便意频频使排便次数增多，或有里急后重感。导致肛门坠胀的常见原因如下：

- ●术后创面局部炎性充血水肿，或发生感染。
- ●痔核残端压迫引起的刺激。
- ●用橡皮筋挂线引起的刺激。
- ●肛内塞置油纱条引起的刺激。
- ●未处理的内痔核肿胀、脱出等。

痔术后为什么会出现失眠?

术后疼痛、肛门坠胀及强迫体位往往是造成和加重痔术后失眠的主要因素。在痔术后，有的患者往往疼痛比较明显，特别是手术当天常因疼痛而难以入睡，甚至彻夜难寐；也有很多患者是因为内痔结扎、肛内填塞纱布或内痔注射后肛门坠胀难忍而难以入寐；有的患者是因为肛门部加压包扎后腹中的气体难以排出，腹胀难忍而失眠；有的患者是因为术后肛门部的突然收缩和疼痛而惊醒；有的患者是因为担心术后出血，采取强迫体位而难以入睡；也有的患者是担心出现术后并发症而失眠。

通常，术后失眠的情况在痔术后当日较普遍，随着病情的日渐好转，疼痛的减轻，失眠很快就会自动消除，一般不必采取针对性治疗。最多在失眠严重时适当服地西泮等药物。因为担心术后并发症等而引起失眠者需要在医务人员的引导帮助下，解除思想顾虑，失眠即可得到改善或消除。

 痔术后排尿困难是怎么回事?

为了保证术中肛门部位没有痛觉，便需要对这一部位进行麻醉，麻醉方式一般为骶管麻醉，麻醉的部位在骶尾部，而尿道、膀胱是肛门的邻居，支配这些器官的神经便也会受到麻醉药的影响，一般 4～6 小时麻醉药的药效便消退，就可以正常排尿了。还有一种可能是因为肛门周围的括约肌受到手术的刺激，加上疼痛和排便的刺激，会引起这些括约肌的神经与支配膀胱、尿道括约肌的神经产生联系。因此当肛门括约肌痉挛收缩时，尿道和膀胱的括约肌也发生痉挛性收缩，结果也可造成排尿困难。可以采取止痛、热水坐浴、针灸或短暂留置导尿管等方法，患者的排尿困难会渐渐消除。

 痔术后排便困难该怎么办?

痔术后排便困难需要辨清原因，如是因为饮食所致，那么就需要在饮食上进行调节，吃一些清淡软食，或是饮用蜂蜜水等促进排便；如是因为活动量少而造成的，则需要适量进行离床活动；如是因为疼痛所引起的排便困难，则可在排便前口服止痛药，排便时坐在温水盆中进行排便；对于大便干硬、黏腻不下者，可予甘油灌肠剂肛门注入或口服促进排便的中药来促进排便。

 痔术后腹泻该怎么办？

痔术后出现腹泻，饮食上应以粗粮为主食，减少进食水果；注意腹部、脚底不要着凉；实验室检查确有感染的，应及时使用抗生素；可以口服参苓白术散等中药进行止泻。

 痔术后会出现发热吗？

除了肛门直肠周围脓肿等少数疾病外，一般肛门直肠疾病手术治疗后体温会有所上升，这是手术创面的炎性反应或手术创口的分泌物被吸收而引起的机体反应，一般不会超过38.5℃，通常3日后就会恢复正常，长者也不会超过1周，不需要进行特别处理。当术后体温升高超过38.5℃或体温升高持续1周以上时，在排除感冒等疾病因素后，应考虑发热为切口感染或肛瘘、脓肿手术仍有无效腔残留等原因所致，要及时采取抗感染或打开无效腔等处理措施。

 什么是瘢痕疙瘩？

瘢痕疙瘩是一种不规则的肥厚性赘生物，初始呈粉红色或暗红色，以后逐渐形成坚硬、界限不规则、表面光滑发亮、毛细血管扩张的橡皮样的斑块，隆起于皮肤表面，呈蟹足状生长。患者可有不同程度的痒、痛、针刺感，少数病例症状很明显。常有典型的蟹足状分支，有人称为蝴蝶状，损伤越深，瘢痕越厚，增生面积越大。痔手术发生瘢痕疙瘩是因为创伤异物刺激等因素引起皮下结缔组织过度增生而致。多发生于有瘢痕体质者，也可发生于少数正常人。

痔的术后疼痛与出血

在术后最困扰你的问题，应该就是疼痛了，痛得你可能会后悔当初的决定，如果这时你又发现出血了，心里可能就会有崩溃的感觉了。但是，事情真的会有那么严重吗？先别慌，看一看再说。

 痔术后疼痛的原因有哪些？

做完了痔手术，大多数患者都会出现疼痛的症状，其实任何手术都是一种创伤。而痔术后疼痛的主要原因有：①由于痔手术切口损伤过重，而多余的皮赘未能完全切除，致使残留的皮赘水肿而疼痛。②痔术后感染，导致的痔伤口炎性发作和疼痛。③由于切口短而粗，肛门内的分泌物不能及时从伤口引流到肛门外，使分泌物存留于伤口内，刺激创面，引起剧烈疼痛。

 怎样减轻痔术后疼痛？

肛门部位的神经血管非常丰富，所以再轻微、再精细的操作也会对其造成损坏，故痔术后的疼痛是在所难免的。如果术后出现疼痛，可以口服止痛类药物来缓解疼痛；也可以在术后应用止痛泵来止痛，或是采取肌内注射止痛药物的方式来缓解疼痛。还可以采取照射激光、红光，以抗炎止痛。

 痔术后为什么会出现出血的情况？

痔术后出血有两方面的原因：①原发性出血主要是指内痔结扎术中，齿状线以上的黏膜切除过多而未能彻底止血；或者结扎时手法粗暴，撕脱痔核黏膜而又未能彻底止血；或在结扎术中，由于结扎线未扎紧，以致内痔血液供应未能完全阻断，内痔残端持续出血；或者内痔结扎术中，由于内痔残端留得过少，以致结扎线滑脱，导致创面开放而持续出血；或者术后当天排便，致使结扎线滑脱、创面撕裂而使创面出血不止。②继发性出血的原因主要有血供好且患较大的内痔，其内痔上方及周围多有小动脉，当痔核脱落时易损伤小动脉而发生出血；或者内痔注射药液浓度过高、药量过大、部位过深、局部组织坏死脱落并损伤血管时可造成出血，尤其是损伤肌层时，容易损伤肌层的血管而造成出血；或者由于局部感染引起感染部组织坏死，当坏死组织脱落，其基底部创面组织脆嫩，血管容易破裂而发生出血。

 痔术后出血怎么办？

痔术后出血首先看出血量多少，如果只是便后少许出血，可自行药物治疗，如果量大且便时有血块应及时就医。

 术后排便出血是怎么回事？

术后排便，很容易将创面挣裂而造成出血，尤其是在术后的第一次或第二次排便时，但这种类型的出血量一般不多，出血后很快便会自行止血，可在粪便排出前或排出后出现，一些患者出血发生在排出前，常常担心出血过多，而停止排便，进而导致粪便停留于直肠，时间长后产生排便困难。此时，只要出血不是特别多（如滴数滴或十几滴血，手纸上带血等），不是射血或不断的出血，都不用担心，可以继续排便。一般排便后出血可自然停止，不需要治疗。继续坐浴清洗后，换药就行了。如排便时排出的全是血，或呈喷射状出血，出血不止，出血量超过 100 毫升以上，色鲜者，可能为创面裂开后有小动脉破裂。如出血量较多。超过 100 毫升以上，且有色泽较陈旧的紫血块，多为术后继发性出血，多发生在术后 7 ~ 14 日脱核期间。这些情况均需要由医生紧急救治处理。

 痔术后会影响肛门功能吗？

排便感受器多集中分布在齿状线附近，齿状线在肛门内 2.5 厘米处，是肛管与直肠的分界线。如手术时齿状线区损伤重，确实会在术后短时间内（自麻醉药消失至术后 10 ~ 12 日）出现排便紊乱。有的患者表现为便意频频，一天要解几次大便，大便成形但总有排不尽感；也有的患者术后几天内没有便意需服缓泻药或灌肠才能排大便。这些不适大多会随着结扎线的脱落而逐渐消失。痔手术层面浅不会伤及肛门括约肌，故不会影响肛门收缩力。相反如果混合痔手术时肛门皮肤切除过多，内痔体结扎过多，痔核间没有保留足够的黏膜桥，痔核脱落后其创面上界又居同一平面，因术区瘢痕挛缩，日后可能会出现肛门狭窄，排便困难。

痔的术后注意事项

上面聊了很多关于术后的问题，但其实也只是挑了一些重点的、普遍的问题来探讨，那么还有哪些问题是我们要去注意的，下面我们继续来聊一聊。

 什么是脱核期？

所谓的"脱核"便是用丝线结扎的痔核脱落的过程。一般内痔结扎术后1周左右，会进入脱核期，脱核快者在术后2～3日结扎线即可脱落，慢者要到痔术后2周左右内痔结扎线才能脱落。如痔术后2周以上，内痔结扎线仍不脱落，可能是因痔核太大，或结扎线结扎不紧，痔核未完全坏死，或结扎线陷在切口中所致，应及时检查予以拆除。

内痔结扎线脱线期间应注意以下几点。①保持大便通畅，排便时不要过分用力，不要久蹲厕所，防止大便次数过多。②注意卧床休息，不要过度活动。③不要用力拉扯结扎线，任其自然脱落，以免用力拉扯时撕裂黏膜发生出血。④发现大量便血或有鲜血自肛门流出，或伴有头昏、心慌、出冷汗等休克前期症状时，应及时呼叫医护人员救治。

 痔术后应怎样进行功能锻炼？

目前，临床上主张早期进行肛门功能锻炼，一般可在术后第三天开始进行，逐渐增加锻炼的幅度，延长锻炼的时间。即使痊愈以后，也主张每天坚持进行锻炼，这样可以避免痔术后并发症的发生和减少肛门直肠疾病的复发，具体的方法如下：①肛门运动锻炼。患者自行收缩肛门 5 秒，再舒张 5 秒，如此持续进行 5 分钟。每日进行 3～5 次。可以促进局部血液循环，减轻术后肛门局部疼痛，使排便通畅。②提肛运动。有意识的向上收提肛门，每日 1～2 次，每次 100 次。一般坚持 100 天左右，可以预防痔复发。③肛门收缩运动。在排便前、排便中和排便后，这段时间里用约 5 分钟时间主动收缩和舒张肛门括约肌，可起到改善局部血液循环。

 痔术后可以坐飞机吗?

在手术切口完全愈合的情况下是可以坐飞机的。虽然机舱内的压力在飞行的过程中会有一定的变化，这种变化可能会造成肛门局部充血，但不会使已经愈合的创口裂开，导致出血。所以，在切口愈合之后，是可以坐飞机的。

 痔术后能过性生活吗?

痔术后 1 周内是严禁性生活的。因痔手术的术区在肛门部位，如果进行性生活，会阴部的器官便会产生牵拉，容易导致创口的开裂，造成出血或是二次损伤。再有，因性生活产生的分泌物容易污染创口，以致感染。1 周之后，虽然创口的疼痛减轻，但依然没有完全愈合，这时进行性生活的话，便有可能造成术区的水肿，使创口愈合不良，故这时应谨慎进行性生活。只有当创口基本痊愈，触之无疼痛，这时便可以进行适当的性生活了。

 痔术后术区为什么会出现水肿?

痔术后术区出现水肿是痔术后的常见反应，主要有以下几种原因：①在局部麻醉中，麻醉药物注射过浅，又过分集中，注射不均匀，使麻醉药潴留于皮下组织间隙而发生人为水肿。②肛门肛管手术，切除组织过多，缝合张力过大，造成血液淋巴回流受阻，而引起水肿。③术后大小便不畅，若蹲厕过久，或痔核脱出嵌顿，致血液回流障碍而发生瘀血性水肿。④术后创面继发感染，渗出液增加而致组织水肿。⑤有部分皮肤松弛的女性，术中切除完整，皮桥保留良好，静脉丛剥离彻底，术后第二天未见有水肿，但是蹲厕时间过长，可出现水肿。⑥女性月经前盆腔充血，术后容易形成水肿。

 怎样减轻术区水肿？

●局部可用硫酸镁 30～60 克，加开水 200～500 毫升溶化后，湿敷患处，每日 2～3 次，每次 10 分钟；或浓盐水湿敷；患处外敷京万红软膏、马应龙痔疮膏等。

●若属于敷料压迫过紧，影响局部血液、淋巴循环而致瘀血性水肿，可适当松动敷料，减轻局部压力，促进血液、淋巴的回流。伴有血栓形成时，应及时切开，摘除血栓，促进愈合。

●大便干结者，外用开塞露或温盐水灌肠。

●感染引起的炎性水肿，应消炎止痛，适当选用抗生素，若有脓肿形成者，应及时切开排脓，防止感染扩散。按时换药，及时清理创面的分泌物。

 痔术后创面为什么感到瘙痒？

在创面愈合后期，很多患者都有明显的肛门手术切口处瘙痒；尤其是在夜间更为明显。这种瘙痒除了个别人是因为创面分泌物过多的刺激，或局部湿疹所致外，大部分并无特异性的原因。作为切口愈合过程中的一种常见现象，与血管增生、神经修复有关。这种瘙痒在切口愈合后仍然会持续较长一段时间，时间长者可达半年以上，甚至更长。通常，这种创面愈合时的瘙痒不必治疗，特别严重者夜间睡前可以服镇静催眠药以帮助改善睡眠。注意不可搔抓，伴有湿疹者应采用中药熏洗等针对性处理方式。

 痔术后的创面会发生感染吗？

痔术后创面有可能发生感染，所以痔术后感染也是常见的痔术后并发症之一。创面引流不畅是最常见的原因，在创面做缝合的情况下尤其容易发生；

并发糖尿病、白血病、肝病、肠道炎症等都是容易发生感染的体质因素，尤其是糖尿病患者术后发生创面感染的可能性较大；未使用抗生素和使用的抗生素敏感性不高也会导致创面发生感染或使感染加重。在发生感染时，常常是多种因素共同作用而产生的。为了预防痔术后创面感染，要做好各种术前检查，早期发现并发症，控制好血糖和肠道炎症；采用合适的手术方式，术中设计好切口，注意创面的引流；术后适当使用有效的抗生素，一旦发现有创面感染，要及时处理。

 痔术后创口不易愈合怎么办？

痔术后首先要保持大便通畅，每天定时排便，进食易消化，少食含渣滓的食物。饮食应粗细搭配，少饮浓茶、咖啡、酒类及少食辛辣食物，以减少对肛管的刺激，加快愈合。痔术后伤口不易愈合，可能是因为伤口容易反复感染所致，便后可用高锰酸钾溶液坐浴，局部应用痔疮栓或痔疮膏。术后注意休息，穿宽松的衣服，加强营养，若无改善应立即就诊，看是否形成肛瘘。

 痔术后切口愈合不正常有哪些情况？

常见的切口愈合不正常的情况有创面肉芽水肿、肉芽增生过度、切口感染、桥形愈合、切口愈合缓慢、瘢痕增生过度等。切口肉芽水肿和肉芽增生过度都是切口肉芽组织生长不正常，表现为肉芽色苍白、水肿、虚浮或有空腔、高于切口两侧皮面的一种情况。肉芽水肿和肉芽增生过度时可予以剪除或刮除，或用枯矾粉外敷。

痔的术后换药

换药是术后的头等大事，一是它可以对创面进行清理，防止感染，促进生长。二是医生检查恢复情况的机会。能不能出院，什么时候出院，都得是换药的时候才能定下来。虽然换药会对您造成一定的痛苦，但是您想，再换几次，就可以出院了，这痛苦还是值得哟。

手术部位的敷料湿了是怎么回事？

手术部位敷料的潮湿，多是由于创面的渗液或是出血导致的，也有可能是被尿液浸湿的。首先要通过观察外观来判断渗出为何物，若有血渗出，都是鲜红色或是暗红色，如果发现有鲜血不断渗出，要马上通知医生进行处理；若渗出为淡红色或是粉红色，则可更换敷料即可。若是为尿液所浸湿则及时更换敷料即可。

痔术后必须换药吗？

有些患者因为惧怕疼痛，而不愿进行术后换药。但术后换药是非常必要的。由于肛门位置的特殊性，非常容易受到两侧臀部的挤压，暴露较差，且每日要进行排便，容易受到刺激与污染，同时痔手术创面多是开放性的，大部分位于肛门内，容易出现创面引流不畅、肉芽增生、水肿、出血、延期愈合，甚至创面感染导致病变复发等情况，一般不换药就不容易正常愈合。同时内痔结扎线是否脱落等，需要在换药时予以观察并及时处理。此外，肛门部位换药也是一个重要的治疗过程，所以痔术后的换药是必需的。

痔术后换药是越多越好吗？

术后换药，对于痔的痊愈起着十分重要的作用。因为本身肛门部位是污染区，术后的换药对于预防术后的感染起着重要的作用；在术后换药的过程中，有助于医生检查创口的愈合情况，以制订诊疗计划，便于及时发现问题；换药过程中对于创口的清理，会加快创口的愈合。但每天换药的次数不宜过多，最好保证每天换一次药。换药次数过多，可使新生的肉芽组织被破坏，延长创口的愈合时间。换药次数过少或不换药，又会使创面形成假愈合，若形成皮下瘘，还需要第二次手术。

如何配合换药?

患者换药前，特别是在排便后，要将肛门部清洗干净，带好个人用的药物到达换药室。根据医生的要求摆好体位，如侧卧位、截石位等。取侧卧位时，一般向主要手术部位的一侧卧，以便暴露主要一侧的手术部位。此时，将外裤和内裤向下拉到膝下方，屈髋屈膝，将髋部尽量向腹部收缩，暴露肛门部手术创面。同时为了更好地暴露肛门部创面，便于医生观察和清洗创面，减少换药时对创面的摩擦刺激，患者也要主动伸手将在上方的一侧臀部肌肉向上方用力持续拉开，即患者取左侧卧位要用手向上方拉开右侧臀部，反之亦然。必要时也可由患者家属或助手帮助将侧卧位处于上方一侧的臀部向上方拉开。取截石位换药者，患者听从医生的要求摆体位即可。

痔的出院那些事

可能您在入院的第一天，就已经开始盼着出院了吧，医院的生活，对您来说，可能真算得上煎熬了，那么我们就来聊一聊，如何尽快出院，出院之后应该注意些什么吧。

 痔术后排便为什么要坐浴?

术后坐浴，既是清洁创口的需要，又可以加速创口的愈合，减少疼痛不适感，故术后的坐浴是很有必要的。痔手术一般为开放性创口，患者在排便之后，粪便很容易污染术区创口，所以排便后，温水坐浴、中药坐浴等对于保持术区的清洁是非常必要的。而且，坐浴还有助于创口的生长，减轻术区疼痛。

 家属怎么做好陪护工作?

患者术后的恢复快慢、好坏，与家属陪护工作的关系密不可分。家属陪护工作做得好，患者恢复得就快。所以，作为陪护的家属要做到以下几点：①注意观察患者的外在表现，一旦发现患者有心慌、胸闷、气短、出冷汗、面色苍白等不适时，要及时呼叫医护人员救治。②手术当日在患者起床、上厕所等时，家属或陪护者要贴身跟随，防止患者突然晕倒，并在其突然晕倒时扶持以防发生更大的外伤。③要关心患者的心理感受，因为在术后不久麻醉作用消失时，患者通常会有轻重不一的创面烧灼性疼痛，程度较重，持续约1小时，患者往往很难忍受，此时，家属或陪护者要做好安慰工作。④根据患者的要求，做好饮食搭配、端茶倒水等生活护理并配合医护人员让患者吃药打针。争取让患者早日康复。

 如何促进痔的术后恢复？

（1）便后坐浴：坐浴是洁净肛门，促进创面愈合和消炎的最简便有效的方法之一。每次便后条件允许都要坐浴，坐浴时先用热气熏，待水温适中时，再将肛门、会阴部放入盆内洗涤坐浴，每次20分钟左右。坐浴可用温热盐水、中药祛毒汤或1∶5 000高锰酸钾溶液等。

（2）术后活动：通常讲手术创面较大，而创伤尚未完全愈合的时期，应尽可能少走路，这可避免创伤边沿因用力摩擦而形成水肿，延长创面愈合时间。创面愈合后3个月左右不要骑自动车，以防愈合的创面因摩擦而导致流血。

（3）保持大便通畅：痔术后第一天就可以排便了，在术后首次排尿后，应多饮水和食用有润肠效用的饮料，如蜂蜜、果汁和青菜汁等，这些能够促进排尿和避免大便秘结。

 术后多久才能工作？

痔术后，经过一定的恢复时间，身体完全能和术前一样生活和工作。术后恢复到正常状态的时间长短主要与病变的程度及采取的手术方式有关。另外，也与患者原有体质、并发其他疾病、手术损伤、切口愈合、术后的治疗和处置、营养等情况密切相关。一般顺利的情况下，内痔和混合痔手术恢复时间较长，通常术后需要半个月以上才能基本恢复正常，而行 PPH、TST 等微创手术如无并发症的话，1 周左右即可恢复正常生活。外痔术后一般可以很快恢复正常，较小的血栓性外痔只要数天就能恢复到正常状态。

 出院该注意些什么？

●防止便秘，保持大便畅通，从而减少对创面的刺激和摩擦损伤。可以多吃些食物纤维含量多的蔬菜或具有润肠通便作用的水果，如香蕉、梨、苹果、橙子等。必要时可以服一些润肠通便药，如麻仁丸等。

●不吃辛辣刺激和油腻的食物，以清淡饮食为主。以免对创面愈合和肛门部功能的恢复造成影响。

●注意清洁与创口部位的保护，坚持熏洗坐浴和用药。由于有的患者出院时手术创面刚愈合，创面瘢痕较嫩，容易受伤，或者伤口尚未愈合，所以应注意保护，继续进行坐浴清洗。创口未愈合者要继续换药，创口刚愈合者也要外涂一些油膏如痔疮膏，以保护创面。另外大便时不宜用太硬的手纸擦拭。

●由于痔手术对肛门腺等结构会造成一定的破坏，痔术后 3 个月内或多或少患者会有一些肛门部位干涩不适的感觉，或排便时出现干涩刺痛等不适。如患者有这些不适的话，可以继续用中药坐浴，并在肛门内涂痔疮膏或放置痔疮栓，以缓解或消除这些不适。

●要注意适当休息。较小的肛门手术如血栓性外痔剥离术等，一般在治愈出院后可以不休息，但较大的手术特别是切口尚未愈合或刚愈合的患者应适当休息，以减少对手术部位的摩擦刺激，有利于手术部位的恢复。

 痔术后会"二进宫"吗？

痔的生长与发展，与大家自身的生活习惯、饮食习惯、排便习惯、工作习惯等，有着密不可分的联系，我们每天都在生活工作，我们的肛门也是每天都在"工作"，所以每个人都会有一些或轻或重的肛门疾病。所谓的没有"痔"，不过是没有表现出痔的症状，而我们的手术，也只是在帮助你消灭这些症状。所以，痔还是会复发的，做了一次手术，不代表一辈子就不会再患痔了，但是会有复发时间的长短、症状的轻重的区别。

明明白白来用药

不是所有的痔都必须要手术，也不是用药就能解决所有的问题，关键是要看病情的程度，然后选择适当的疗法。这一部分我们来聊一聊关于用药的事，让你能做到心中有数，遇到简单的问题，最好能够自己在家就解决了，既减少了痛苦，又节省了时间，何乐而不为？

痔的常用药

市面上有各种各样治疗痔的药，广告宣传也是铺天盖地的，面对这么多选择时，您一定会有眼花缭乱的感觉，不知如何下手。其实，虽然药的种类很多，但主要成分都是差不多的，下面我们就介绍最常用的几种药，基本能解决您的大部分问题。

 治疗痔最常用的外用药有哪些？

治疗痔的外用药主要以膏剂和栓剂为主，现介绍一些市面上常见的以及疗效较好的外用药。

（1）常用的膏剂：主要有以下几种。

1）马应龙麝香痔疮膏：具有清热燥湿，活血消肿，祛腐生肌之功效。主治湿热瘀阻所致的各类痔、肛裂，症见大便出血或疼痛、有下坠感；亦用于肛周湿疹。处方由人工麝香、人工牛黄、珍珠、煅炉甘石粉、硼砂、冰片、琥珀组成。

2）肛泰软膏：具有凉血止血，清热解毒，燥湿敛疮，消肿止痛之功效。主治湿热下注所致的内痔、混合痔的内痔部分一期、二期出现的便血、肿胀、疼痛，以及炎性外痔出现的肛门坠胀疼痛、水肿、局部不适。处方由地榆炭、五倍子、冰片、盐酸小檗碱、盐酸罂粟碱组成。

3）复方角菜酸酯乳膏（太宁膏）：主治痔及其他肛门疾患引起的疼痛、瘙痒、充血及少量出血进行对症治疗。本品为复方制剂，每100克含角菜酸酯2.5克、二氧化钛2克、氧化锌2克、利多卡因2克。辅料为：聚氧乙烯二醇棕榈硬脂酸酯、饱和多糖甘油酯、二甲硅油、微晶纤维素、丙二醇、羟苯甲酯、羟苯丙酯、山梨酸钾和纯化水。

以上3种为市面上最常见，也是疗效较显著的药膏，使用方法均为外用，每日2次，早、晚各1次，用前洗净肛门。用于外痔和肛裂时，可将药膏直接涂敷于患处；用于内痔、混合痔时，将注入器套在药膏管口上，拧紧后，将注入器插入肛门内，挤入适量药膏。为防止药物污染衣物，可将配备的无纺胶布贴于内裤上。因复方角菜酸酯乳膏（太宁膏）内含有麻醉药利多卡因，故止痛、止痒效果尤佳，但对其过敏者应禁用，孕妇、哺乳期妇女应禁用或慎用，或在医师指导下使用。

（2）常用的栓剂：主要有以下几种。

1）麝香痔疮栓（马应龙）：具有清热解毒，消肿止痛，止血生肌之功效。主治大肠热盛所致的大便出血、血色鲜红、肛门灼热疼痛；各类痔和肛裂见上述证候者。处方由麝香酮、人工牛黄、珍珠、冰片、三七、五倍子、炉甘石、颠茄流浸膏组成。本品为灰黄色弹头型或鱼雷型的栓剂。麝香痔疮栓与马应龙麝香痔疮膏相比，加入三七、五倍子等药，三七为止血圣药，五倍子酸涩收敛止血，使栓在膏原有的清热解毒、消肿止痛、祛腐生肌功效的基础上又增加了收敛止血的作用，更适用于临床以出血为主要症状的内痔。使用方法为早、晚或大便后塞于肛门内，每次1粒，每日2次。孕妇禁用。

2）肛泰栓：具有凉血止血，清热解毒，燥湿敛疮，消肿止痛的功效。主治湿热下注所致的内痔，混合痔的内痔部分一期、二期出现的便血、肿胀、疼痛，以及炎性外痔出现的肛门坠胀疼痛、水肿、局部不适。处方由地榆炭、五倍子、冰片、盐酸小檗碱、盐酸罂粟碱组成。使用方法为肛门给药。每次1粒，每日1～2次。或遵医嘱，睡前或便后外用。使用时先将配备的指套戴在食指上，撕开栓剂包装，取出栓剂，轻轻塞入肛门内约2厘米处。孕妇禁用。

（3）复方角菜酸酯栓（太宁栓）：主治痔及其他肛门疾患引起的疼痛、瘙痒、肿胀和出血进行对症治疗；亦可用于缓解肛门局部手术后的不适。本品为复方制剂，每枚含角菜酸酯0.3克，二氧化钛0.2克，氧化锌0.4克。辅料为：滑石粉，硬脂。使用方法为塞入肛门内，每次1枚，每日1～2次。对本品过敏者禁用。

栓剂的使用，最好配合膏剂同用。用时可将膏剂涂抹于栓剂头部，这样既可以起到润滑的作用，而且还可以将膏剂送到肛管部，起到双重作用。

 常用的西药有哪些?

常用的西药治疗痔主要以改善静脉回流为主，下面介绍几种临床上较常用的西药。

（1）草木樨流浸液片（消脱止-M）：主治因创伤、外科手术等引起的软组织损伤肿胀；炎性外痔、血栓性外痔、各期内痔、混合痔引起的出血、脱出、疼痛、肿胀、瘙痒等。使用方法为口服，成人每日3次，每次1～4片。用量可根据年龄及症状而增减。孕妇慎用。

（2）迈之灵片（中文其他名称：强力脉痔灵）：主治慢性静脉功能不全，静脉曲张，深静脉血栓形成，血栓性静脉炎后综合征；各种原因所致的软组织肿胀、静脉性水肿，症状如各类外伤、创伤、烧烫伤、各种手术后以及肿瘤等所致的肢体水肿和组织肿胀；痔，内外痔急性发作，症状如肛门潮湿、瘙痒、便血、疼痛等。使用方法为饭后口服。成人每日早、晚各1次，每次1～2片。病情较重或治疗初期，每日2次，每次2片。适合长期服用，或遵医嘱服用。药片应完整服下，放在儿童不能接触的地方。

（3）地奥司明片（爱脉朗）：主治静脉淋巴功能不全相关的各种症状（腿部沉重、疼痛、晨起酸胀不适感）；急性痔发作有关的各种症状。使用方法为每日2片，分午餐和晚餐时2次服用。用于痔急性发作时，前4日每日6片，后 3 日每日 4 片。然后每日服用 2 片维持直至症状消失为止。

痔的中药治疗

中药疗痔，已经传承了几千年，这期间积累了大量的单方、验方等，下面我们就来看看中药是怎么治疗痔的。

 中医内治法如何辨证论痔?

中医内治法多适用于一期、二期内痔，或内痔嵌顿有继发感染，或年老体弱，或内痔兼有其他严重慢性疾病，不宜手术治疗者。

（1）风热肠燥证：症见大便带血、滴血或喷射状出血，血色鲜红，大便秘结或有肛门瘙痒，舌质红，苔薄黄，脉数。治宜清热凉血祛风。方用凉血地黄汤加减。方药组成：生地黄 24 克，当归 12 克，地榆炭 10 克，槐花 10 克，黄连 6 克，天花粉 10 克，赤芍 10 克，黄芩 10 克，枳壳 10 克，甘草 3 克。用法：水煎，早、晚分服，每日 1 剂。

（2）湿热下注证：证见便血色鲜红，量较多，肛内肿物外脱，可自行回纳，肛门灼热，重坠不适，苔黄腻，脉弦数。治宜清热利湿止血。方用秦艽苍术汤加减。方药组成：秦艽 10 克，苍术 12 克，桃仁 10 克，皂角刺 10 克，防风 10 克，槟榔 10 克，泽泻 10 克，当归 12 克，大黄 6 克，黄柏 10 克。用法：水煎，早、晚分服，每日 1 剂。

（3）气滞血瘀证：证见肛内肿物脱出，甚或嵌顿，肛管紧缩，坠胀疼痛，甚则内有血栓形成，肛缘水肿，触痛明显，舌质红，苔白，脉弦细涩。治宜清热利湿，行气活血。方用桃红四物汤加减。方药组成：桃仁 10 克，红花 15 克，川芎 10 克，当归 12 克，生地黄 15 克，白芍 15 克，丹参 30 克，柴胡 10 克，陈皮 10 克。用法：水煎，早、晚分服，每日 1 剂。

（4）脾虚气陷证：证见肛门松弛，内痔脱出不能自行回纳，须用手还纳。便血色鲜或淡；伴头晕、气短、面色少华、神疲自汗、纳少、便溏等，舌淡，苔薄白，脉细弱。治宜补中益气，升阳举陷。方用补中益气汤加减。方药组成：黄芪 15 克，炙甘草 6 克，柴胡 10 克，升麻 10 克，当归 10 克，党参 10 克，白术 10 克，陈皮 6 克，地榆 10 克。用法：水煎，早、晚分服，每日 1 剂。

 治疗痔常用的内服类单方有哪些?

处方 1：马齿苋 100 克，猪大肠 15 厘米。将猪大肠洗净，把洗净切碎的马齿苋装入大肠内，两头扎好，放锅中，加入清水适量，煮至大肠熟烂。于晚饭前吃大肠并喝汤，每日 1 次，连吃数日。主治：痔出血。

处方 2：金针菜 120 克，红糖 120 克。将金针菜煎取汁液，加入红糖搅匀，温服，每日 1～2 次。主治：肛门肿痛。

处方 3：茄子适量。将茄子洗净，切成片状，烧成炭，研成细末。每次 10 克，每日 3 次，温开水送服，连服 10 日。主治：痔出血。

处方 4：乌梅 15 克，槐花 12 克，五倍子 5 克，大黄 5 克。每日 1 剂，水煎取汁，分早、晚服。主治：一期内痔。

处方 5：大黄 9 克，槐角 9 克，黄连 6 克，黄芩 12 克，升麻 12 克。每日 1 剂，水煎，分早、晚服。主治：痔出血。

处方 6：木耳 30 克，白糖 60 克。将泡发、洗净的木耳与白糖一同放入锅中，加入清水适量，煮熟后食用，每日 1～2 次。主治：内痔、外痔、肛裂出现排便时疼痛、出血者。

处方 7：金银花 20 克，野菊花 15 克，蒲公英 15 克，紫花地丁 15 克，紫背天葵子 15 克。每日 1 剂，水煎，分早、晚服。主治：肛周脓肿初起，外痔发炎，内痔嵌顿等。

处方 8：大黄 9 克，桃仁 9 克，芒硝 5 克，桂枝 5 克，甘草 5 克。每日 1 剂，水煎，分早、晚服。主治：痔肿痛、血栓形成等。

处方 9：陈醋 250 毫升，大枣 120 克。将大枣洗净放入锅中，加入陈醋煮大枣，待煮至醋干即可，分 2～3 次把大枣吃完。主治：痔脱出。

处方 10：猪皮 150 克，黄酒半碗，红糖 50 克。将猪皮洗净，切碎，用黄酒加等量水煮猪皮，文火煮至猪皮熟烂，加红糖调服，吃猪皮并喝汤。每日 1 剂，分 2 次服完，可连服数日。主治：痔出血。

治疗痔常用的验方有哪些？

（1）防风秦艽汤：防风 12 克，秦艽 12 克，当归 12 克，苍术 12 克，白芷 12 克，槐花 12 克，地榆 12 克，生地黄 9 克，白芍 9 克，川芎 9 克，黄芩 9 克，连翘 9 克，枳壳 9 克，槟榔 9 克，甘草 9 克，栀子 6 克。血栓形成者，加桃仁 9 克，红花 9 克，泽兰 12 克；炎性水肿者，加皂角刺 9 克，穿山甲 9 克，黄柏 12 克；大便秘结者，加火麻仁 20 克，郁李仁 15 克，大黄 10 克；疼痛明显者，加乳香 10 克，没药 10 克，延胡索 12 克；便血甚者，加天花粉 15 克，侧柏叶 12 克。每日 1 剂，上药加水 500 毫升，浸泡 15 分钟，煎煮 30 分钟，取汁 300 毫升，分 3 次服，7 日为 1 个疗程。用药期间勿食辛辣刺激性食物，保持大便通畅，必要时口服缓泻剂，配合外用黄连膏、消炎止痛栓和洗痔液治疗。

功能主治：清热解毒，行气利湿，消肿止痛，凉血止血，润肠通便。主治痔。

（2）消痔汤：血竭 15 克，当归 12 克，赤芍 12 克，秦艽 12 克，地榆 12 克，茯苓 12 克，忍冬藤 12 克，槐花 12 克，泽泻 12 克，桃仁 10 克，大黄 10 克，侧柏叶 10 克，甘草 5 克。发热者，加金银花 12 克，连翘 12 克；痔核肿大者，茯苓加量；痔核破溃糜烂感染者，去茯苓，加土茯苓 15 克；出血量多者，地榆改地榆炭 20 克。每日 1 剂，水煎服；同时配合肛门局部热水坐浴和普济痔疮栓肛内给药治疗，5 日为 1 个疗程；疗效不佳者配合手术治疗。

功能主治：活血化瘀，清热除湿，凉血止血，消肿止痛。主治痔。［陈碧君.消痔汤治疗痔疮 40 例临床观察.河北中医，2009，31（6）：825］

（3）止血汤：槐花 20 克，地榆 15 克，荆芥（炒）15 克，枳壳 12 克，防风 12 克，当归 12 克，黄芩 12 克。大便稠臭，泻而不爽，舌苔黄，脉滑数者，加黄柏9克、苍术9克；大便溏稀，脘腹胀闷，舌苔白，脉弱者，加白术30克、茯苓15克、党参15克；腹痛肠鸣，脘腹痞满，大便臭如败卵者，加焦山楂15克、焦神曲15克、焦麦芽15克、莱菔子15克；少气懒言，肛内包块脱出不易回纳，舌质淡，脉弱者，加补中益气汤化裁；贫血日久，面色萎黄或苍白，神疲乏力等血虚证，可加四物汤加减；大便干燥，排便困难，便时肛门疼痛，可加麻仁汤加减。每日1剂，水煎取汁，分早、晚服；同时配合长效止血栓1枚纳肛，每日1次。

功能主治：清肠疏风，凉血止血。主治内痔出血。［韩军．止血汤治疗内痔出血210例．陕西中医，2007，28（4）:456］

（4）活血祛瘀止痛方：红花15克，秦艽15克，延胡索15克，乳香15克，没药15克，赤芍15克，木通15克，泽泻15克，白芷15克，桃仁20克，牛膝10克，牡丹皮10克，皂荚10克，制大黄各10克。属燥热者，加麦冬、玄参、瓜蒌仁、火麻仁等；伴便血者，去红花、桃仁、赤芍，加地榆、仙鹤草；属湿热者，加滑石、黄柏、薏苡仁；瘀血甚者，加三棱、莪术；热毒明显者，加金银花、紫花地丁、蒲公英等。每日1剂，水煎取汁，分2次服，5日为1个疗程，共治疗2个疗程。

功能主治：清热燥湿解毒，活血化瘀，消肿止痛，凉血止血。主治痔。［朱晓秋．活血祛瘀法治疗痔疮72例疗效观察．中国医药导报，2007，4（34）：53］

（5）地榆汤：地榆20克，茜草根20克，黄连15克，栀子15克，茯苓15克，槐角15克，柴胡15克，槐花15克，槐角15克，泽泻10克，薏苡仁10克。大便秘结者，加大黄10克；出血量多者，加熟地黄15克、大枣15克、阿胶15克；疼痛甚者，加延胡索15克；肿胀明显者，加青皮12克、陈皮12克。每日1剂，水煎服。同时配合外涂"螺矾汁"（把活的田螺外壳洗净，用清水漂养1日，使其吐尽泥沙，然后以针刺破，加入少许白矾末，过一夜后除去田螺壳，用棉签蘸汁涂患处，每日7～8次）和挑刺法（在自然光线下，患者取坐位，局部常规消毒后，操作者一只手提患者上嘴唇，另一只手用三棱针刺破唇系带中间的白点，挤出白色脓样液汁，首次治疗时针刺 1 次，未愈者在第二个疗程时再刺 1 次），7 日为 1 个疗程，未愈者休息 5 日再进行第二个疗程。

功能主治：清热化湿，凉血止血。主治痔。

痔的中医外治法

中医文化博大精深，源远流长，中医的外治法更是其中的一件瑰宝，中医的外治包括熏洗、拔罐等治法，行之方便，用之有效，经济实惠，具有其他治法无可比拟的优势。下面我们来仔细地探讨一下关于中医外治法是如何治疗痔的。

 什么是中药熏洗法？

熏洗法是以药物加水煮沸或用散剂冲泡，先用药汤升腾的热气熏蒸，待温度适宜后，再坐入盆中清洗的方法。具有清热解毒，消肿止痛，收敛止血，祛风除湿，杀虫止痒等作用。适用于内痔脱垂、嵌顿、术后水肿，外痔肿痛，脱肛，肛周湿疹等。

 常用的熏洗方药都有哪些？

（1）四黄汤：大黄 30 克，黄芩 30 克，黄连 30 克，黄柏 30 克。主治痔肿痛。能清热解毒，活血散结，燥湿消肿。每日 1 剂，水煎坐浴，每日 2～4 次。

（2）硝黄汤：大黄 60 克，朴硝 30 克。主治各种痔。能清热解毒，消肿软坚。每日 1 剂，加水煎汤，趁热熏洗坐浴。

（3）花椒洗剂：花椒 15～20 克。主治痔伴肛周瘙痒。能消炎止痒。每日 1 剂，纱布裹好花椒，加水煎汤，熏洗坐浴。

（4）土茯苓汤：土茯苓 30 克，芒硝 30 克，马齿苋 30 克，苦参 30 克，大黄 10 克。主治混合痔及混合痔术后并发症。能清热利湿，解毒消肿。每日 1 剂，水煎坐浴，每日 2～4 次。

（5）消解汤：金银花 30 克，蒲公英 30 克，白菊花 30 克，艾叶 30 克，芒硝 30 克，花椒 20 克，五倍子 20 克，苍术 15 克，防风 15 克，侧柏叶 15 克。主治炎性外痔、血栓性外痔、肛门湿疹。能清热解毒，消肿止痛。每日 1 剂，加水煎汤，熏洗坐浴。

 中药敷贴法可以治疗痔吗？

中药敷贴法又称药敷疗法，是把中药经加工处理，在人体体表某一部位外敷或贴穴，使外敷药物通过肌肤吸收或借助对穴位、经络的刺激作用来治疗疾病的一种外治方法。中药敷贴法广泛应用于内、外、妇、儿、五官、伤科等许多疾病中，敷贴的方法也由单纯的天然药物外敷，发展为离子导入、与磁电结合等方法，加强了中药敷贴法的治疗效果。

中药敷贴法以取材简单，方便实用，价格低廉、不良反应较少、适应证广泛而著称，不但可治疗所敷部位的病变，而且可以通过经过经络"内属脏腑，外络肢节，沟通表里，贯通上下"的作用，选择针对疾病的经络穴位，治疗全身性疾病。中药敷贴法通过适当药物外敷相关的穴位，能疏通经络，调和阴阳气血，调整脏腑功能，起到清热解毒、消炎止痛、活血化瘀、滋阴降火、清热利湿、疏肝解郁等多种功效，能改善或消除痔患者肛门部坠胀不适、肿胀疼痛等症状，促使疾病顺利康复。

 痔常用的敷贴药物有哪些？

处方 1：儿茶 15 克，炙轻粉 7.5 克，龙骨 10 克，冰片 5 克。将上药共研细末，然后加适量的水调成糊状敷于患处。主治患痔时间短且无肛瘘的患者。

处方 2：冰片、大黄、黄柏各等份。将上药混合后研成细末（冰片后下），装在密闭的瓶中。用时，取出适量药粉，加水调成糊状涂于肛门，再用纱布敷在肛门上，并用胶布固定好。每日换药2～3次。换药前可用温水或1：1 000的高锰酸钾溶液坐浴或清洗肛门。主治各种痔。

处方3：云南白药适量。先用温水将肛门及肛周洗净，然后取适量白酒与适量云南白药调成糊状，敷于患处，每日2次。主治各种痔。

痔的其他疗法

关于痔的治疗，我们已经说了很多了，大到手术，小到药膏，我们也几乎都谈及了，那么还有什么让大家意想不到的方法能治疗痔呢？下面我们一起来看一看。

 藿香正气水真的可以治疗痔吗?

藿香正气水本为解表化湿、理气和中之剂，是防暑的常用药。另外对外感风寒、腹胀、腹泻、呕吐等也有良效。但临床应用发现，藿香正气水外用对内痔、外痔、混合痔都有较满意的疗效。药理研究表明，藿香正气水中的有效成分能解痉镇痛，对金黄色葡萄球菌、大肠杆菌、痢疾杆菌等8种细菌有抗菌作用。它对治疗痔十分有效，药物吸收途径是局部皮肤或肠黏膜，有吸收快、发挥效力时间长的特点。此外，该方法治疗痔没有什么不良反应，用药简单，省钱，易于接受，适合各种年龄的人使用。

 挑治疗法如何治疗痔?

挑治疗法是在人体的腧穴、敏感点或一定区域内用三棱针挑破皮肤、皮下组织，挑断部分皮内纤维，以刺激皮肤经络，使脏腑得到调理的一种治疗方法。挑治疗法具有调理气血，疏通经络，解除瘀滞，改善局部血液循环，以及消炎、止血、止痛等功效。运用挑治疗法治疗痔，虽不能使痔核消失，但可减轻或消除痔患者肛门部坠胀、疼痛等不适症状。

挑治疗法适用于各期内痔、外痔、混合痔和肛门瘙痒等，对初期内痔、中晚期内痔发炎、血栓性外痔疼痛有较好疗效。应当注意的是，孕妇及伴有严重心脏病、出血性疾病和身体过度虚弱者等，禁用挑治疗法。挑治疗法常用的方法有痔点挑治、穴位挑治和区域挑治3种。痔点挑治在上起第七颈椎棘突平面，下至第二骶椎棘突平面，两侧至腋后线的范围内找痔点，其特点是形似丘疹，稍突起于皮面，如针头或小米粒大，圆形，略带光泽，颜色可为灰白、棕褐色或淡红色不等，压之不褪色，选痔点应注意与痣、毛囊炎、色素斑相鉴别，有时背部可能同时出现2～3个痔点，应选用其明显的1个，痔点越靠近脊柱，越靠下，效果越好。穴位挑治可选肾俞、大肠俞、长强等穴。区域挑治在第三腰椎至第二腰椎之间旁开1～1.5寸的纵行线上，任选一点挑治，越靠下腰部效果越好。操作时患者取侧卧位，局部用聚维酮碘消毒后，用三棱针快速挑开表皮，伤口与脊椎平行，长约0.5厘米，挑治的深度为0.2～0.3厘米，挑治时针尖与脊柱平行，从浅向深部挑，以加强刺激，直至挑尽为止，伤口一般无出血或稍有出血，最后以消毒纱布覆盖，胶布固定。一般挑治3日后见效；效果差者，可在2周后再行挑治，部位可另选。挑治时要注意严格消毒，挑治的当日注意休息，挑治后3～5日禁止洗澡，以防感染，并注意不食辛辣刺激性食物，戒除饮酒。

 结扎疗法可以治疗痔吗？

结扎疗法治疗痔在我国有悠久历史，至今已沿用了2 000多年。此方法主要适用于各期内痔的治疗，也适用于直肠息肉、肛乳头状瘤的治疗。

结扎疗法通常是用7号或10号丝线在痔核基底部扎紧，从而阻断痔核组织的血液供应，使痔核缺血、坏死而脱落，最后创面愈合而使内痔得以治愈。

结扎疗法在临床上一般可分为4种：单纯结扎、"8"字贯穿结扎、分段结扎和胶圈套扎。

 冷冻疗法可以治疗痔吗？

冷冻可使细胞内液迅速冻结，直接破坏痔核细胞膜和细胞器。因离子改变、蛋白变性而导致痔核组织发生凝固性和缺血性坏死，坏死组织通过液化而腐解，继而脱落，达到"切除"痔核的目的。

冷冻疗法主要适用于内痔以及混合痔的内痔部分，具有操作简便、无须麻醉、无痛苦、无出血、疗效肯定、不留瘢痕等优点。但在治疗中要严格掌握冷冻时间、冷冻范围和冷冻深度，可防止术后疼痛和出血的并发症。患有肛周感染者不宜使用本法。

 枯痔散疗法如何治疗痔？

（1）枯痔散疗法：将枯痔散用水或油涂于内痔的表面，使药力渗透到痔核组织内，产生痔血管内血栓形成，阻断痔血流，使痔核逐渐坏死、枯干和脱落，创面修复而痊愈。主要适用于三期内痔、嵌顿性内痔和内痔伴有贫血者的治疗。

枯痔散含有白矾、白砒（砒霜）、雄黄等中药，由于含白砒，治疗中容易中毒，后人改为无砒枯痔散。由于枯痔散疗法敷药后局部水肿、疼痛比较明显，痔核坏死缓慢或坏死不全，现已少用。

（2）枯痔钉疗法：又称插药疗法。其主要方法是将具有坏死作用的药物制成两端尖锐，并有一定硬度的钉状物，使用时将枯痔钉插入痔核中，使其产生无菌性炎症，继而使痔核坏死而萎缩。适用于一期、二期内痔，黏膜无明显增厚的三期内痔以及混合痔的内痔部分的治疗。此方法禁用于伴有严重慢性疾病的患者及肛门有急性炎症或内痔脱出、嵌顿、肿胀、坏死的患者。

枯痔钉内含白砒、明矾、朱砂、雄黄、没药等，由于含白砒，治疗后容易中毒，后人经过改进而用大黄、黄柏和白及等制成无砒枯痔钉。枯痔钉疗法的优点是术后无肛门狭窄和大便失禁，操作简单，费用低廉，不需要住院，术后一般不影响日常生活与工作。

（3）枯痔液疗法：是在枯痔散疗法的基础上发展起来的。主要是使将具有坏死作用的各种注射剂注入痔核内，使痔组织发生坏死，然后痔核脱落，创面重新修复而愈。

激光疗法是如何治疗痔的?

激光主要是利用激光辐射到机体组织而产生的一系列生物物理反应,主要有热、压力、光化学和电磁场4种效应,其中起治疗作用的、最重要的是热效应。临床中以气体激光器的应用最为广泛,治疗时将激光头置子痔的中心部位,痔组织吸收光能后产生高热而发生凝固、碳化和汽化,直到消除痔块。治疗后会暂时遗留黑色焦痂。

在医学领域,激光治疗的应用范围很广,根据激光治疗仪的治疗原理可分为烧灼和切割2种方法。激光治疗大多在局部麻醉下进行,其优点是治疗时间短,患者痛苦小。缺点是创面愈合缓慢,操作技术要求较高。创面过大、过深,可造成组织损伤过多;过小、过浅,则痔核会留下残部,还可并发出血。激光治疗后的复发率也较高,有时还可造成肛门因瘢痕挛缩而致狭窄等,同时也应注意创面的继发性感染和出血。

 红外线光凝疗法如何治疗痔?

红外线光凝疗法是一种使蛋白凝固的硬化疗法,具有明显的止血、促使内痔纤维化的作用。经过治疗后可引起痔核组织变性、萎缩及血管闭塞,同时能使肛管直肠黏膜固定在肌层,以减少痔核的下垂。

治疗时,患者取左侧卧位。在肛门镜下,将红外线头按压痔团即可照射,每点照射1～1.5秒,每次脉冲可产生直径为3毫米、深度为3毫米的蛋白凝固区。每次照射1～4个点,第二次照射应与第一次的照射部位错开。如果病情需要,可每7～14日治疗1次。经过照射后,可见照射区域呈苍白色,患者自觉有轻度的烧灼感。

本方法具有操作简便、疗效好、无痛苦、可多次治疗等优点、主要适用于一期、二期内痔。禁用于内痔嵌顿、炎症性外痔、血栓性外痔或外痔、内痔合并感染,以及伴有腹泻等情况时。红外线光凝疗法治疗内痔不足之处为适应证范围狭窄,易复发,需再做手术的较多。

微波疗法如何治疗痔?

在治疗痔时，微波的两种特性都能起到作用。一方面可以理疗，以解决痔的出血、肿胀与疼痛；另一方面还可以进行一定的治疗。微波可以进行内痔的烧灼破坏曲张的静脉丛，从而使得痔核萎缩、消失或粘连固定；也可以进行外痔的切割等。微波治疗痔具有较好的疗效，并且使用方便、快捷，止痛、止血效果好，无明显后遗症与并发症等优点。

明明白白来调养

三分治，七分养。这是几乎每个人都能脱口而出的一句话。但是，这三分怎么治，这七分怎么养，几乎每人也都会语塞。所以，我们不仅要知道这句话，更重要的是要知道怎么做。下面我们将从饮食、生活习惯、运动等方面，来教您如何来进行调养，以此预防痔的发生，或是缓解痔的痛苦。

痔的食疗调养

俗话说，病从口入，说的就是因为饮食的不良习惯，可以对机体造成损害。那么既然可以"入"，当然也可以"出"了。下面我们就从怎么吃来看看如何调养痔。

 痔的食物调养原则有哪些？

（1）因时制宜：中医学从天人相应的整体观出发，认为春、夏、秋、冬四季更替，寒暑变化是自然界阴阳此消彼长的运动过程所致，人位于天地之间，人体脏腑的生理活动和病理变化，不可避免地要受到自然界四时寒暑阴阳消长的影响。一年四季的气候特点是，春温春生，夏热夏长，秋凉秋收，冬寒冬藏。根据这一特点，《素问•四气调神大论》提出四时养生的原则为："春夏养阳，秋冬养阴"，王冰进一步指出了这一原则在食物调养中的具体应用，他认为："春食凉、夏食寒，以养于阳；秋食温、冬食热，以养于阴。"即春夏阳盛而易伤阴，宜多食寒凉之品以抑制阳亢；秋冬阴盛而易伤阳，宜多食温热饮食以保全阳气。张志聪则认为"春夏之时，阳盛于外，而虚于内；秋冬之时，阴盛于外，而虚于内。故圣人春夏养阳，秋冬养阴，以从其根而培养也"。

具体来说就是春季饮食要偏凉而酸，宜吃大麦、小米、萝卜等；夏季饮食在消暑同时，尤其要注意顾护脾胃，宜食绿豆、西瓜、苦瓜、南瓜、豆腐、薏苡仁等消暑化湿之品，少吃甜品及油腻食物；秋季天气凉且干燥，宜吃扁豆、百合、蜂蜜等润燥之品，忌吃辛辣伤阴食物；冬季人们多阴精亏损，阳气不足，宜多吃补心固肾的食物，如黄豆、羊肉、核桃仁、黑芝麻等，可少食多餐。

（2）因人制宜：由于人群的生理特点和体质情况等健康状态不同，在进行食物调养时，不能只是单纯考虑某一种食物的功效和作用，还应结合个体特点综合考虑。例如大枣、蜂蜜、枸杞子补血养颜，但因其黏腻、味甘，属于易滋生痰湿之物，若是痰湿之体食用则可增加痰湿的问题。但也并非就一定不能食用，关键是"适合"，正如淀粉类食物可充饥，过量则令人肥胖；黄瓜、苦瓜可清热，过量则令人脾阳受损，所以重在辨证施膳。如果能根据自身需要，选择适宜食物进行调养，就能有益于健康。正如唐代《备急千金要方》所云："安身之本，必资于食……不知食宜者，不足以存生也。"

1）不同体型者的食物调养："肥人多痰，瘦人多火"。体胖之人，多有痰湿，宜以化痰为常法，平时注意荤素搭配，酸碱平衡，少吃肥美甘甜等味道厚重的食物，多吃韭菜、芹菜、竹笋、莴苣、胡萝卜、苋菜等含纤维素多的食物，食疗方可选用韭菜炒核桃鸡丁、萝卜粥、火腿鸡肉炒苋菜等；体瘦之人，多有阴虚、血亏津少，水少不制则火相对偏旺，宜以滋润为常法，饮食上宜多食牛奶、蜂蜜、鸡蛋、鳖鱼（甲鱼）、海参、银耳等甘润生津之品。常用有效食疗方有核桃牛乳饮、蜂蜜饮料、海参膏、龟肉百合红枣汤、甲鱼滋肾羹、参麦甲鱼、银耳鸽蛋、百合鸡子黄汤等。

2）不同年龄的食物调养：小儿生长迅速，必须保证充足的营养供应，但小儿脾胃虚弱，不耐大补，因此民间又有"要得小儿安，需得三分饥和寒"的说法，在配膳时，可选得精一点，做得少一点，使机体能消化、吸收、利用，这就要求我们尽量选用营养价值高的食物。有助于补充小儿营养，兼能照顾脾胃的常用食物主要有牛奶、蜂蜜、新鲜鱼虾、猪肝及各种蔬菜。可将鱼、虾、猪肝、鸡肉及各种蔬菜剁碎炖食，或包馄饨食用，如茯苓鸡肉馄饨、滋肾肝膏汤、芝麻虾糕等。此外，小儿易伤食致食积，可选用含山楂、神曲、鸡内金的食疗方来消滞健脾。

青少年时期是人体新陈代谢最旺盛的阶段，能量消耗多，必须保障营养素的充分供给，否则将影响生长发育。中年以后，进入了人体生理功能转换的关键时期，正如《景岳全书》所言"人于中年左右，当大为修理一番，则再振根基，尚余强半"此期如果调理得当，可防止早衰，预防老年病的发生。食养应在全面均衡的基础上，根据健康状况，补其不足，损其有余，有针对性地进行调理。

老年人阴阳气血日趋亏虚，故宜于食物调治。阴虚者补阴，阳虚者补阳，气虚者补气，血虚者补血。在此基础上，还要注意益智抗衰。较为常用的抗衰老食物有蜂乳、花粉、大豆、香菇、银耳、鱼类、芝麻、核桃仁、松子仁等；也可以选用有关的食疗方。此外，还要注意老年人咀嚼和消化差的特点，制作时尽量选用粥、羹、面、饮、汤，使之能够很好地消化吸收。在选用食疗方的同时，还可选配山楂、山药、鸡内金、神曲等助消化食物。

3）妇女不同生理时期的食物调养：一般来说，正常女性除需经历妊娠、分娩、哺乳等过程外，还存在月经及带下等特殊生理现象，而在每一个转变及应对的过程中，身体状态都会发生相应变化，饮食调养必须考虑到上述环节，依据不同的情况，采取针对性较强的应对策略。例如，对于妊娠期及产后的调养，其基本原则是"产前宜凉、产后宜温"，孕妇产前或妇女月经前气血充足阳热旺盛，容易出现实证、热证，故产前或月经前保养宜偏凉性；而产后或月经后气血亏虚，容易出现虚证、寒证，故产后或月经后保养宜偏温性。

妊娠期间，应避免食用辛辣、腥膻之品，以免耗伤阴血而影响胎元，宜进食甘平、甘凉补益之品。妊娠初期尤其是有妊娠恶阻者，不宜进食油腻、不易消化的食物；妊娠中期避免干姜、桂皮、胡椒、辣椒、狗肉等辛温燥火之品；妊娠后期应少食胀气及收涩之品，如芋头、甘薯、石榴等；产后及哺乳期宜进食营养丰富、易于消化的食物，慎食辛燥伤阴或寒凉酸收的食物。

（3）因地制宜：俗话说"一方水土养一方人"，地域不同，人的生理活动、饮食特点和病变特点也不尽相同，所以食物调养应根据不同的地域调节膳食。

2 患了痔该吃些什么?

对于痔患者来说，饮食是预防疾病、减轻疾病症状、减少复发的重要因素。合理的饮食是减轻症状、缓解患者痛苦的一个捷径。下面简单介绍一下痔患者主要的饮食选择。

（1）多吃蔬菜、水果：对于痔患者来说，蔬菜、水果也是非常重要的。因为便秘往往与痔的发生有关，从预防的角度讲，应防止大便秘结，保持大便通畅，所以饮食方面应多食青绿蔬菜、新鲜水果，如芹菜、菠菜、韭菜、黄花菜、茭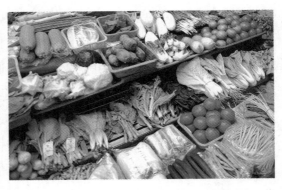白以及苹果、桃、杏、瓜类等含有丰富纤维素的食物，这样可以增加胃肠蠕动，润肠通便，排出肠道的有害物质。

（2）多食粗杂粮：随着生活水平的提高，粗杂粮似乎淡出了人们的视野。偶尔吃一顿，也成了我们回味过去及怀旧的表达方式。实际上，粗杂粮远比单一的细粮营养成分高。研究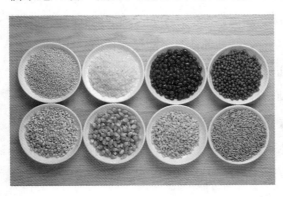表明，杂粮有许多药用功效。经常吃杂粮有助于胃肠消化，粗粮中的纤维素是最佳的清肠通便剂，它在肠道内吸收水分，吸收毒素，促进通便。俗话说："肠中常清寿命长。"多进食富含可溶性纤维的粗粮，如燕麦、糙米等，能加强肠道活动，令粪便变软，不会积存压住静脉血管。常用的粗杂粮包括：大麦、莜麦、荞麦、小米、玉米等。

（3）讲究对症饮食：啥是对症饮食呢？其实很简单，就是根据个人的情况，挑选对改善自己疾病最有效的食物来吃。防治痔的优良食品很多，如赤小豆与当归合煎，可治疗痔便血、肿痛，单独一味或与大米同煎成粥亦有良好作用。而新鲜槐花做凉菜、包饺子，也具有凉血、止血、消痔的功效，亦可代茶饮。黑芝麻对于痔患者兼有便秘者，可长期服用，具有润肠通便，减轻痔出血、脱出的作用。肉苁蓉可用于老人、体虚者和产妇便秘、痔脱出、出血等，具有补肾壮阳，润肠通便的功效。猪、羊等动物大肠有止血、止痛、消肿的良好作用，如猪大肠配膳食用，可以润肠通便，消肿止血，治疗痔便血、肿痛、便秘等症。鳖肉用于痔出血日久，气血两虚的患者，有补益气血的功效。核桃仁可润肠通便，减轻痔脱出、便血症状。竹笋内含丰富的纤维素，痔患者服用有润肠通便的功效。蜂蜜对痔患者可起到补益和润肠通便的作用。而适当补豆类、坚果、水果和绿色蔬菜，对于长期痔出血引起的缺铁性贫血有很好的改善作用。痔患者多食以上食物可以起到预防复发，缓解症状的作用。

 患了痔不能吃什么？

痔患者，在饮食上不宜吃辛辣食物，尽量少吃刺激性食物，如白酒、黄酒、辣椒、胡椒、生姜、大茴香、蒜、葱等，因辛辣食物对直肠黏膜有直接刺激作用，使之充血明显，排便时肛门口灼痛，虽说吃辛辣食物不一定是引起痔的主要原因，但过量食用，会引起直肠血管、神经功能紊乱，血液循环障碍，易于形成痔或使症状加重。另外饮食不宜过多、过饱，以免大便干燥、排便困难而加重痔的发作。

 为什么喜欢吃辣的人和喜欢喝酒的人容易患痔呢？

辣椒是人们常吃的调味佳品，辣椒中含有一种叫辣椒素的成分，对口腔及胃肠道有刺激作用，能增加胃肠道蠕动，促进消化液分泌，增强食欲，并能抑制肠内异常发酵，排出消化道积存的气体，同时适当吃些辣椒对于处于潮湿环境的人预防风湿和冻伤也有好处。辣椒虽好，食用也应适量，过量食用不仅对身体无益，反而危害人体健康，喜欢吃辣椒的人之所以容易患痔，是因为过量食用辣椒会强烈刺激胃肠道黏膜，使其高度充血，蠕动加快，不仅可以引起胃痛、腹泻、腹痛，还会使肛门部有烧灼样刺激感，引起痔的发生。

过量饮酒不仅是诱发痔发生的重要因素，还会使痔加重，引起出血、肿痛等。饮酒会刺激胃肠道黏膜，加重肛门直肠部的充血和血液瘀滞等情况，饮酒多伴有嗜食辛辣之食物，同时饮酒还会降低机体的抵抗力，这些都为痔的发展创造了条件。

 饮食结构和痔有关系吗？

人类的饮食结构与许多疾病都有关系，痔尤为明显。人的饮食结构，决定了饮食的质量、纤维素及营养等方面。摄入食物，经过消化，吸收养分，饮食中一些杂质、粗纤维等不易被人体吸收的食物残渣，经肠道排出体外，在肠道内要进一步吸收维生素类及水分，从而使之变成具有一定形态的粪便排出体外。若食物过细过精，则会造成粪便在肠道蠕动减慢，便秘，粪便在肠道及肛门部停留时间过长，如厕时间延长，导致肛门直肠部位静脉曲张诱发痔。若食物中辣椒或胡椒摄入过多，则会造成肛门直肠部刺激，血管充血扩张，产生痔。食物以蔬菜及粗粮为主的人中，痔发病相对较低。因此，可以肯定地说，饮食结构与痔发病有密切的关系。

痔的药茶调养

 药茶能调治痔吗？

茶不仅可以单独冲泡饮用，也可以与中药配合组成"药茶"冲泡或煎煮饮用，是人们生活中不可缺少的饮品。我国茶文化源远流长，历代医学家都很重视茶叶的保健价值，《本草纲目》中说"利小便，去痰热，止渴，令人少睡，有力悦志"，茶对防治疾病起到一定作用。药茶同样是人们调治痔、肛瘘、肛裂、肛痈的常用方法之一，患者可以根据病情选用适宜的药茶进行调整脏腑功能，促使疾病康复。当然药茶疗法具有一定的局限性，作用小，疗效慢，因此应配合其他疗法使用。

2 患了痔该喝点什么药茶？

（1）槿花茶：木槿花 10 克。将木槿花洗净，放入茶杯中，用适量沸水冲泡，加盖闷 10～15 分钟即可。每日 1 剂，代茶饮用，连用 10～15 日。能清热凉血、解毒消肿。主治内痔出血，肛周脓肿。

（2）六仁茶：炒杏仁 10 克，松子仁 10 克，火麻仁 10 克，柏子仁 10 克，郁李仁 10 克，瓜蒌仁 10 克。将上药一同捣碎，放入保温杯中，用适量沸水冲泡，加盖闷 15 分钟即可。每日 1 剂，代茶饮用，可连用 1～3 日。能养阴生津，润肠通便。主治老年性便秘，习惯性便秘，肛裂、痔、肛周脓肿伴有大便秘结。

（3）马齿苋茶：鲜马齿苋 100 克。将鲜马齿苋放入砂锅中，加入清水适量，煎煮 20 分钟，去渣取汁即可。每日 1 剂，代茶饮用。能清热解毒，散瘀消肿。主治肛周脓肿，肛瘘，痔肿痛。

（4）蜂蜜绿茶：绿茶 3 克，蜂蜜适量。将绿茶放入茶杯中，加入适量沸水冲泡，加盖闷数分钟，去渣取汁，再将蜂蜜倒入温茶中搅匀即可。每日 1～2 剂，代茶饮用。能补虚润燥，润肠排毒。主治老年性便秘，习惯性便秘，肛裂、痔、肛周脓肿、肛瘘

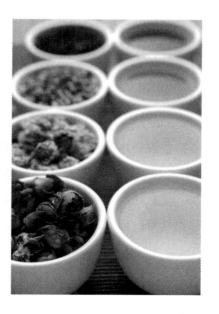

伴有大便秘结。

（5）槐花止血茶：槐花适量。将槐花放在沸水中烫一下，捞出晒干，备用。用时每次取槐花30克，放入茶杯中，用适量沸水冲泡，加盖闷10～15分钟即可。每日1剂，代茶饮用，连用1～2周。能清热泻火，凉血止血。主治内痔，混合痔，肛门部肿痛出血。

（6）柏叶鲜藕汁：鲜藕250克，侧柏叶60克。将鲜藕洗净，切碎；侧柏叶洗净，切碎。把藕、侧柏叶一同放入榨汁机中，榨取汁液。每日1剂，用凉开水冲后代茶饮。能清热凉血。主治肛周脓肿，肛裂，内痔，外痔，混合痔，肛门部坠胀疼痛。

（7）清热山楂茶：鱼腥草20克，生山楂10克，白糖适量。将鱼腥草、生山楂一同放入砂锅中，加入清水适量，煎取汁液，再调入白糖搅匀即可。每日1剂，代茶饮用。能清热解毒，凉血止血。主治热伤血络型肛裂，痔，对肛门部肿痛、便血尤为适宜。

（8）三鲜饮：鲜藕、鲜白茅根、荸荠各等份。将鲜藕洗净，切成小片；鲜白茅根洗净，切碎；荸荠洗净，切成小块。把藕片、白茅根碎、荸荠块一同放入砂锅中，加入清水适量，煎取汁液。每日1剂，代茶饮用。能清热利湿，凉血解毒。主治湿热内蕴型肛裂，肛瘘，内痔，外痔，混合痔。

（9）利水消肿茶：玉米须10克，生甘草10克，车前子20克。将玉米须除去杂质；车前子用纱布袋装好；生甘草洗净，切成片。把玉米须、生甘草片及车前子袋一同放入砂锅中，加入清水适量，煎煮20分钟，去渣取汁。每日1剂，分2次代茶温饮。能清利湿热，消肿止痛。主治肛裂，肛瘘，内痔，外痔，混合痔，肛门部坠胀疼痛不适者。

（10）紫草菊花饮：紫草15克，菊花10克。将紫草、菊花一同放入砂锅中，加入清水适量，煎取汁液。每日1剂，代茶饮用。能清热解毒利湿。主治湿热蕴结型肛瘘，内痔，外痔，混合痔。

痔的药粥、汤、菜调养

 患了痔该喝点什么粥?

（1）**槐地青黄粥**：槐花 15 克，生地黄 10 克，大青叶 10 克，大黄 10 克，粳米 100 克。将槐花、生地黄、大青叶、大黄水煎去渣取汁，备用。把淘洗干净的粳米放入锅中，加清水适量煮粥，待米熟粥将成时，加入药汁再稍煮片刻搅匀即可。每日分早、晚空腹温热服食，连服 2～3 日。能清热止血，润燥通便。主治实热型内痔，外痔，混合痔，症见痔急性发作，口渴喜饮，大便秘结，便时疼痛出血。

（2）**槟榔李仁大米粥**：槟榔（炮，研成末）15 克，郁李仁（去皮，研为膏）20 克，火麻仁（去皮，研为膏）24 克，大米 100 克。将槟榔、郁李仁、火麻仁、大米一同放入锅中，加入清水适量，武火煮沸后，改用文火煮至米熟粥成即可。每日分早、晚食用。能行气散结，润肠通便。主治燥火内结型、血虚肠燥型肛裂，肠燥便秘，以及内痔、外痔、混合痔伴有大便秘结。

（3）**凌霄槐花糯米粥**：凌霄花 30 克，槐花 30 克，糯米 100 克，红糖适量。把凌霄花、槐花分别洗净，用纱布包好备用。将糯米淘洗干净放入锅中，加入适量清水，武火煮沸后，放入药包，改用文火煮至米熟粥成，捞出药包，再加红糖调匀即可。每日分早、晚空腹温热服食，连服 2～3 日。能凉血止血。主治实热型内痔出血，肛裂。

（4）**菠菜芝麻粥**：菠菜 200 克，芝麻 50 克，大米 100 克，食盐、味精各适量。将大米淘洗干净，放入锅中，加入适量清水，煮至米烂粥将成时，放入洗净、切碎的菠菜及芝麻、食盐和味精，搅匀稍煮即可。每日 2 次，空腹食用。能养血润燥通便。主治老年人体虚便秘、习惯性便秘，以及肛裂、肛瘘和内痔、外痔、混合痔伴有便秘者。

（5）**香椿粥**：嫩香椿茎叶 100 克，大米 100 克，食盐、香油各适量。将大米淘洗干净，放入锅中，加入适量清水，武火煮沸后，改用文火煮粥，待米熟粥将成时，放入洗净、切碎的嫩香椿茎叶，再稍煮片刻，用食盐、香油调味即可。每日分早、晚空腹温热服食，连服 2 ～ 3 日。能清热解毒，涩肠止血。主治痔肿痛，肛裂，肠风下血，痢疾，肠炎等。

（6）生地黄粥：新鲜生地黄（或干地黄）适量，大米 100 克，蜂蜜 30 克。将新鲜生地黄洗净、切段，榨取汁液（也可用适量的干地黄煎取汁液）备用。把大米淘洗干净，放入锅中，加入清水适量，武火煮沸后，入生地黄汁液，改用文火慢煮，煮至米熟粥成，再加蜂蜜调匀即成。每日分早、晚空腹温热食用。能清热生津，润肠通便。主治胃肠积热型便秘，以及肛裂、痔、肛周脓肿、肛瘘伴有大便秘结。

（7）三黄地胆粥：大黄 10 克，黄连 10 克，黄芩 10 克，生地黄 10 克，龙胆草 10 克，当归 10 克，大米 100 克，红糖适量。将大黄、黄连、黄芩、生地黄、龙胆草、当归水煎去渣取汁，备用。把淘洗干净的大米放入锅中，加清水适量煮粥，待米熟粥将成时，加入药汁及红糖，再稍煮片刻搅匀即可。每日分早、晚空腹温热服食。能清热利湿解毒。主治痔、肛裂、肛周脓肿、肛瘘湿热瘀滞出现肛门部坠胀、红肿、疼痛。

（8）柏子李仁粥：柏子仁 15 克，郁李仁 15 克，大米 100 克，蜂蜜适量。将柏子仁、郁李仁分别洗净，捣碎，一同水煎取汁。将大米淘洗干净放入锅中，加入清水适量，煮沸后加入药汁，继续煮至米熟粥成，放入蜂蜜搅匀即可。每日 1 次，晚餐食用。能润肠通便，养心安神，利水消肿。主治肠燥便秘，习惯性便秘等慢性便秘，以及痔、肛裂、肛周脓肿、肛瘘伴有便秘。

（9）丝瓜粥：丝瓜 30 克，糯米 100 克，食盐、味精各适量。将糯米淘洗干净，炒黄，放入砂锅中，加入清水适量，武火煮沸后，改用文火煮粥，至米熟粥将成时，放入洗净、去皮、切碎的丝瓜，继续煮至丝瓜熟烂粥成，用食盐、味精调味即可。每日分早、晚空腹温热服食。能清热利尿通络，凉血止血。主治内痔、外痔、混合痔及肛裂出现大便滴血、量多、色鲜红。

（10）香蕉大米粥：香蕉 150 克，大米 200 克，蜂蜜适量。将大米淘洗干净，放入锅中，加入清水适量，煮至米烂粥成时，把剥皮、切成小段的香蕉放入大米粥内，稍煮片刻即可。将蜂蜜调入温粥中搅匀食用。每日 2 次。能润肠通便。主治痔、肛裂、肛周脓肿、肛瘘伴有便秘。

（11）槐花芹菜粥：槐花 20 克，芹菜 50 克，大米 50 克，红糖适量。把槐花、芹菜分别洗净，烘干，研为细末，备用。将大米淘洗干净，放入锅中，加入清水适量，武火煮沸后，改用文火煮粥，至米熟粥将成时，加入槐花末、芹菜末和红糖搅匀，再稍煮片刻即可。每日 1 次，做早餐食用。能清热，凉血，止血。主治热伤肠络型内痔、外痔、混合痔，对痔便血者尤为适宜。

（12）荠菜粥：荠菜 30 克，糯米 100 克，食盐、味精、香油各适量。把糯米淘洗干净，炒黄，放入砂锅中，加入清水适量，武火煮沸后，改用文火煮粥，至米熟粥将成时，放入洗净、切碎的荠菜搅匀，再煮片刻，加食盐、味精、香油调味即可。每日分早、晚食用。主治痔、肛裂出血。

2 患了痔喝点什么汤?

（1）丝瓜丸子汤：嫩丝瓜 500 克，猪肉馅 100 克，鸡蛋 1 个，猪油、生姜、大葱、淀粉、胡椒粉、食盐、味精各适量。将嫩丝瓜洗净，切成薄片；生姜、大葱分别洗净，切成细末；鸡蛋打入碗中，去蛋黄留蛋清。把猪肉馅与生姜末、大葱末、淀粉、胡椒粉、食盐、味精及鸡蛋清一同放入盆中，搅拌均匀。锅上武火，加入清水适量，煮沸后加少量猪油，下丝瓜片，至再煮沸时将肉馅逐个挤成丸子下锅中，待丸子煮熟后，加入食盐、味精调味即可。每日 1 ～ 2 次，佐餐食用。能养阴清热，润肠通便。主治肠燥便秘及肛裂、痔伴有大便干结。

（2）当归炖猪肠：猪大肠 250 克，当归 30 克，食盐、十三香各适量。将猪大肠洗净，切成小段，与洗净的当归一同放入锅中，加入清水适量及食盐、十三香，武火煮沸后，改用文火炖煮至猪大肠熟烂即可。每日 1 次，食猪大肠并喝汤。能清热解毒，养血活血。主治内痔、外痔、混合痔。

（3）银花甘草绿豆羹：金银花 30 克，绿豆 100 克，甘草 5 克。将金银花、甘草水煎去渣取汁，再以药汁煮绿豆成羹即可。每日2次，分早、晚佐餐食用。能清热凉血止血。主治热伤血络型内痔、混合痔，对痔便血尤为适宜。

（4）大肠海参汤：猪大肠300克，海参30克，木耳20克，食盐、十三香各适量。将猪大肠洗净，切成小段；海参用水发好，切成条；木耳用温水发好，洗净。把猪大肠、海参、木耳一同放入锅中，加入清水适量及食盐、十三香，武火煮沸，改用文火炖煮30分钟左右，待猪大肠熟烂即可。每日1次，佐餐食用。能滋阴清热，润肠通便。主治阴虚肠燥便秘，以及肛裂、痔、肛周脓肿伴有大便干结。

（5）猪大肠槐花汤：猪大肠500克，猪瘦肉250克，槐花50克，蜜枣2枚，食盐、酱油各适量。将猪大肠洗净，再把洗净的槐花装入猪大肠内，扎紧两头。猪瘦肉洗净，切成小块，与猪大肠和蜜枣一同放入砂锅中，加入清水适量和酱油，用武火煮沸后，改用文火慢炖，至猪大肠熟烂，加入食盐调味，捞起猪大肠，切开去槐花，再切成丝即可。每日1次，食猪大肠、猪瘦肉并喝汤。能祛风清热，凉血润燥。主治热伤肠络型内痔、混合痔，对痔便血者尤为适宜。

（6）绿豆大肠汤：绿豆60克，猪大肠120克，食盐适量。先将猪大肠去油，洗净，切碎，与淘洗干净的绿豆一同放入砂锅中，加入清水适量，武火煮沸后，改用文火慢炖，待猪大肠和绿豆熟烂，再放入食盐稍煮调味即可。食猪大肠、绿豆并喝汤，可常服用。能清热解毒利湿。主治湿热内蕴型肛瘘、肛周脓肿，内痔，混合痔。

（7）薏苡仁赤豆大枣汤：薏苡仁30克，赤小豆30克，大枣6枚，白糖适量。将薏苡仁、赤小豆、大枣分别洗净，一同放入锅中，加入清水适量，用武火煮沸，改用文火慢炖1小时左右，待薏苡仁、赤小豆熟烂后，加入白糖调匀即可。每日2次，空腹温热食用。能清热除湿，解毒消肿。主治湿毒内蕴型肛瘘，肛周脓肿，痔。

（8）槐地黄鳝汤：槐角20克，生地黄20克，地榆20克，黄鳝片200克，生姜片、食盐、味精、香油各适量。将槐角、生地黄、地榆分别洗净，同放入锅中，加入清水适量，水煎去渣取汁，与黄鳝片、生姜片、食盐一同煮汤，待黄鳝片熟烂，用味精、香油调味即可。每日2次，食鳝鱼肉并喝汤。能清热除湿，凉血止血，疗痔固脱。主治内痔出血，脱肛，肛裂。

 患了痔该吃点什么菜？

（1）蒜泥槐花：槐花300克，面粉50克，大蒜、食醋、酱油、食盐、味精、香油各适量。将槐花洗净，用面粉拌匀，入笼屉中蒸熟取出，放入碗中。把大蒜制成蒜泥放入小碗中，加食醋、酱油、食盐、味精、香油调成汁液，将汁液与槐花拌匀即可。每日1次，佐餐食用。能清热，凉血，止血。主治肠风下血，内痔，混合痔大便带血。

（2）凉拌马齿苋：马齿苋250克，十三香、食盐、米醋、香油各适量。将马齿苋洗净，放入沸水中焯一下，沥干水，切成段，放入盘子中，加入十三香、食盐及米醋、香油，拌匀即可。每日1～2次，佐餐食用。能清热解毒，润肠通便。主治胃肠积热型便秘，习惯性便秘，以及痔、肛裂、肛周脓肿、肛瘘伴有便秘。

（3）炒丝瓜：嫩丝瓜250克，植物油、生姜丝、葱花、蒜片、虾皮、酱油、食盐、香油各适量。将嫩丝瓜刮去皮，洗净，切成片，放入盘中备用。炒锅上武火，加入植物油烧热，放入生姜丝、葱花、蒜片、虾皮，翻炒出香味后下丝瓜片，再加食盐、酱油，继续翻炒至丝瓜片熟透，淋上香油即成。每日1～2次，佐餐食用。能凉血解毒，祛瘀利尿，润肠通便。主治湿热瘀毒蕴结型痔，肛周脓肿，肛瘘。

（4）山药炒芹菜：山药30克，芹菜200克，生姜丝、葱花、植物油、香油、食盐、鸡精、水淀粉各适量。将山药洗净，切成条；芹菜洗净，切成段。炒锅上武火，放入植物油，烧至七成热时，入生姜丝、葱花爆香，再放入山药条、芹菜段，加食盐翻炒，至菜熟时入鸡精、香油，再用水淀粉勾芡即成。每日1～2次，佐餐食用。能清热泻火，通便。主治肠胃积热型便秘，肛裂，以及内痔、外痔、混合痔之肠胃积热伴有大便秘结。

（5）荸荠糖醋木耳：荸荠100克，水发木耳200克，植物油、酱油、白糖、食醋、水淀粉各适量。将荸荠去皮、洗净，切成片；水发木耳洗净，撕碎。炒锅上武火，放入植物油，烧至八成热，入荸荠片、木耳翻炒几下，加清水少许，加盖焖片刻，再放入酱油、白糖、食醋，烧开后用水淀粉勾芡即成。每日1～2次，佐餐食用。能清热生津，润肠通便。主治胃肠积热型、阴津亏虚型便秘，以及痔、肛裂、肛周脓肿、肛瘘之阴虚肠燥伴有便秘。

（6）竹笋拌莴苣：竹笋200克，莴苣200克，食盐、香油、白糖、味精、生姜末各适量。将莴苣洗净，去皮，切成滚刀块；竹笋洗净，切成滚刀块。将莴苣与竹笋一同在沸水锅中煮熟，捞出沥干水，装碗内。把食盐、香油、白糖、味精、生姜末一起调匀，浇在竹笋和莴苣块上，拌匀装盘即成。每日1～2次，佐餐食用。能清热，祛湿，利尿。主治痔、肛裂、肛周脓肿、肛瘘出现湿热蕴结症状者，主要表现为肛门部坠胀疼痛不适，潮湿作痒，大便不爽，小便淋涩等。

（7）花生拌魔芋：花生仁30克，魔芋100克，胡萝卜50克，黄瓜50克，白糖、酱油、食盐各适量。将魔芋洗净，去皮，切成丝；胡萝卜、黄瓜分别洗净，切成丝；花生仁淘洗干净，捣碎。把魔芋丝、胡萝卜丝一同放入锅中，用沸水焯一下，捞出沥干水，之后与黄瓜丝一起装入盘中，加入捣碎的花生仁，再放入酱油、白糖及食盐，拌匀即可。每日1～2次，佐餐食用。能润肠通便。主治肠燥便秘，以及肛裂、痔伴有便秘。

（8）苦瓜牡蛎：苦瓜450克，牡蛎150克，葱花、生姜丝、植物油、食盐、水淀粉各适量。将苦瓜洗净，切成片；牡蛎洗净，用沸水烫10分钟捞出。炒锅上武火，放入植物油，烧热后投入葱花、生姜丝煸入香味，再下苦瓜片稍炒片刻，之后倒入适量清水，以中火烧至七成熟，加入牡蛎，继续煮至苦瓜和牡蛎熟透，用食盐调味，水淀粉勾芡即可。每日1次，佐餐食用。能清热解毒，凉血泻火，润肠通便。主治热伤肠络型痔，对痔出现肛门肿痛者尤为适宜。

（9）清炒车前草：鲜嫩车前草500克，葱花、蒜蓉、食盐、味精、黄酒、香油、植物油各适量。将鲜嫩车前草洗净，放入沸水中焯透，再入冷水中漂洗，取出沥干水，稍切一下。炒锅上武火，加入植物油，烧至六成热，放入葱花、蒜蓉煸出香味，烹入黄酒，放入鲜嫩车前草和食盐稍炒，再加入味精，淋上香油，拌匀，装盘即成。每日1次，佐餐食用。能清热解毒，利水消肿。主治热伤肠络型痔，对肛门肿胀及伴有高血压者尤为适宜。

（10）姜汁菠菜：菠菜250克，生姜汁、酱油、香油、食盐、味精、花椒油、米醋各适量。将菠菜洗净，切成段，用沸水焯一下，捞出沥干水，备用。将生姜汁、食盐、香油、酱油、味精、花椒油、米醋拌入菠菜，调匀即可。每日1～2次，佐餐食用。能生津液，通胃肠。主治肠燥便秘，习惯性便秘，以及肛裂、痔、肛周脓肿、肛瘘伴有便秘。

（11）凉拌鱼腥草：鱼腥草250克，食盐、味精、花椒粉、白糖各适量。将鱼腥草去杂质，洗净，放入沸水中焯透，沥干水，切成段，放入盘子中，加入食盐、味精、花椒粉、白糖，拌匀即可。每日1次，佐餐食用。能清热解毒，活血散瘀。主治热毒炽盛型肛周脓肿，痔，肛瘘。

（12）虾仁炒韭菜：虾仁30克，韭菜250克，鸡蛋1个，香油、淀粉、植物油、食盐、酱油各适量。将韭菜洗净，切成小段；虾仁水发，沥干水。将鸡蛋打入碗中搅匀，与香油、淀粉一同调成蛋糊，再倒入虾仁拌匀。炒锅上武火，放入植物油，至油烧热时入虾仁翻炒，待蛋糊凝结后下韭菜段，同炒至熟时，放入食盐、酱油，再略炒即可。每日1次，早晨趁热食用。能润肠通便。主治肠燥便秘，习惯性便秘，以及肛裂、痔、肛周脓肿、肛瘘伴有便秘。

（13）凉拌萝卜菠菜：萝卜100克，菠菜100克，香油、食盐、味精各适量。先将菠菜洗净，切成段，入沸水中焯5分钟，捞出沥干水；将萝卜洗净，切成细丝。之后把菠菜段、萝卜丝一同放入大碗中，加香油、食盐、味精，调拌均匀即可。每日1次，佐餐适量食之。能清热下气，润肠通便。主治肠燥便秘、习惯性便秘，以及肛裂、痔、肛周脓肿、肛瘘伴有大便干结。

（14）泥鳅炖豆腐：活泥鳅500克，鲜豆腐250克，食盐、生姜末、味精、十三香各适量。将活泥鳅剖开，去鳃及内脏，洗净后入砂锅中，加食盐、生姜末、十三香及适量清水，武火煮沸后，改用文火慢炖，至泥鳅五成熟时，加入洗净、切成块的豆腐，继续用文火炖至泥鳅熟烂，用味精调味即可。每日1剂，佐餐随意食用。能补中气，祛湿热。主治内痔脱垂，肛门部坠胀疼痛。

痔的运动调养

运动，其实是最简便有效的预防痔疾办法了，下面介绍一些常用的运动办法以及运动时应该注意的事项。

 患了痔还可以运动吗?

生命在于运动。一个健康的人首先要有健康的体魄，并保持心理的平衡，而运动便是人类亘古不变的健康法宝。原始时期人们为了防止野兽的侵袭和伤害，需要在运动中强壮身体，增长技能；古人为了祛病延年发明了易筋经、八段锦、五禽戏等运动方法；而如今许多长寿老人的健康之道仍是坚持运动锻炼。

运动疗法也称运动锻炼、体育疗法或医疗体育，是指运用体育运动的各种形式预防和治疗疾病的方法。运动锻炼好比一剂良方，运动可在一定程度上代替药物，但所有的药物却不能代替运动，运动使生活充满活力和朝气，运动锻炼有助于疾病的康复。运动锻炼最大的特点就是患者积极主动地参与，它充分调动患者自身的主观能动性，发挥内在的积极因素，通过机体局部或全身的运动，以消除或缓解病理状态，恢复或促进正常功能。

运动锻炼对痔、肛瘘、肛裂、肛痈等疾病的影响是综合的，运动锻炼不仅能调节神经系统功能，改变患者的精神面貌，解除神经、精神疲劳，消除焦虑、易怒、紧张等不良情绪；同时痔患者通过适当的运动锻炼，还可调节机体组织器官的功能，调整阴阳气血，疏通经络，增强体质，激发人体内在的潜力，减轻或消除痔患者肛门部坠胀疼痛不适等诸多症状，对痔的治疗康复大有裨益。

运动疗法是痔患者进行自我调养的重要手段之一，运动锻炼简单易行，老少皆宜，不受场地、时间限制，可随时应用，具有其他疗法达不到的功效，所以深受广大痔患者的欢迎。适宜于痔患者运动锻炼的项目多种多样，可在医生的指导下，根据具体情况选择适宜的锻炼项目进行练习，并养成锻炼习惯，坚持锻炼，以求得最佳运动锻炼效果。

 患了痔该做些什么运动？

痔是常见病、多发病。痔给人们的生活以及工作和学习都带来了极大的不便，尤其是冬春季节，气候干燥，更是痔的高发期。要做好痔的预防，除了多食蔬菜和水果，少食辛辣刺激性食物外，还要有针对性地加强锻炼，可有效降低痔的发病率。预防痔有六项运动。

（1）提肛运动：全身放松，将臀部及大腿用力夹紧，配合吸气，舌舔上腭，同时肛门向上提收。像忍大便一样，提肛后稍憋气，然后呼气，全身放松。每日早、晚2次，每次做20下。

（2）提重心运动：两腿并拢，两臂侧上举至头上方，同时脚跟提起，做深长吸气，两臂在体前自然落下，同时脚跟亦随之下落地，并做深长呼气，此势可连续做5～6次。

（3）举骨盆运动：仰卧屈膝，使脚跟靠近臀部，两手放在头上，以脚掌和肩部做支点，使骨盆举起，同时提收肛门，放松时骨盆下放。熟练后，也可配合呼吸，提肛时吸气，放松时呼气。每日可坚持做1～3次，每次20下。

（4）交叉起坐运动：两腿交叉，坐在床边或椅子上，全身放松，两腿保持交叉站立，同时收臀夹腿，提肛，坐下还原时全身放松，这样连续做10～30次。

（5）体前屈运动：两腿开立，两拳松握，自胸前两侧上提至乳处，同时抬头挺胸吸气。气吸满后，上体呈鞠躬样前屈，同时两拳变掌沿两腋旁向身体后下方插出，并随势做深吸气。如此连续做5～6次。

（6）旋腹运动：仰卧，两腿自然伸展，以气海穴（脐下 1.5 寸处）为中心，用手掌做旋转运动，先逆时针旋转 20 ～ 30 次，后顺时针旋转 20 ～ 30 次。

 提肛运动能够预防痔术的复发吗？

痔手术的复发率很高，有的人甚至多次手术仍有复发，虽有诸多原因，但患者未能很好地进行自身调养，忽视了肛门功能锻炼，是痔术后复发的重要因素之一。肛门的正常生理作用主要表现在肛门的收缩与扩张，这是由肛门内、外括约肌和肛提肌在神经系统支配下，协调一致共同完成的。健康人表现为收缩有力，扩张适度，不会出现排便困难或肛门失禁的症状。痔术后，肛门括约肌多有不同程度的损伤，此时有效地进行肛门功能锻炼，可以改善局部血液循环，减少痔静脉的瘀血和扩张，增加肛门括约肌的收缩和舒张能力，增强肛门直肠部的抗病力，避免和减少痔的复发。对于伴有肛门不全失禁的患者，肛门功能锻炼尤为重要。痔术后的患者，应根据自己的病情，在医生指导下进行锻炼。锻炼既要持之以恒，又要避免急于求成，造成过度疲劳。

 如何进行提肛运动？

提肛运动就是指有意识地向上收缩提升肛门，是肛门部功能锻炼的方法之一，也是一种古老而有效地防治痔的方法。唐代医学家孙思邈在《枕中方》中就有"谷道宜常摄"的记载，意思就是肛门与直肠应该经常做收缩运动。经常进行提肛运动，可增强肛门括约肌功能，加速痔静脉血的回流，降低静脉血压，改善肛门部的瘀血，同时还可以促进肠道的蠕动，防治便秘。因而，提肛运动是防治痔等肛门直肠疾病的简便而有效的方法。做提肛运动时，最好配之以下蹲、起立等活动，效果会更好。

提肛运动包括吸、舔、摄、闭 4 个动作。吸即吸气，舔即舌舔上腭，摄即提肛门，闭即闭气。具体做法是：

●全身放松，将臀部及大腿夹紧。吸气时腹部鼓，呼气时腹部凹陷，呼吸 5 次后舌舔上腭，同时做肛向上提收并闭气半分钟，然后全身放松，休息后再做2遍。一般每次做15～30遍，每天做2次。此法站、卧姿势均可进行，想到即可练习。患有内痔、混合痔者均可练习，但如有急性感染时应在炎症控制后方可进行。

●全身放松，或坐或立或卧均可。摒弃一切杂念，有意收缩肛门，缓慢上提，就像强忍大便一样，意想把下陷之气提至丹田，然后放松，如此反复数次至数十次不等。一般每次做30遍，每天做2次。此法可随时随地进行，办公时、乘车时、看电视时、走路时、休息时都可做，以不感疲乏为宜，效果很好。

●采取站、卧、坐、躺等任意姿势。合齿闭口用鼻孔吸气的同时收腹提肛（紧缩肛门），保持片刻，张口徐徐吐气，同时肛门慢慢放松。稍停一会儿，再重复以上动作。反复收缩放松肛门10～15遍，每天应坚持做4～5次，坚持数日便有疗效。此疗法不受时间、地点、季节、环境、姿势所限制，随时随地都可以进行。

 做提肛运动时应注意哪些问题?

●凡痔发炎、肿胀、脱出、嵌顿或肛裂发作时不宜进行，必须在症状控制后才能锻炼。

●每日练1～3次，既要循序渐进，又要持之以恒，亦可在每次大便后做几次。

●站式或卧式可以根据各人的情况选择运用，但卧式效果较好。

 爬行运动可以治疗痔吗?

●医学家们发现四肢爬行的动物从不生痔。这是因为爬行动物的肛门直肠与心脏处于同一水平线上，静脉血回流畅行无阻，故而不会发生痔。他们主张痔患者每日早、晚各爬行20米，在2分钟内爬完。在不长的一段时间后，痔可望减轻，如坚持下去，则可以获得痊愈。

如何进行"金鸡独立"疗痔?

肛肠专家经过长期观察，发现跛足的人患痔的极少。他们认为，跛足者走路时的特殊姿势，臀部与下腹部肌肉的一张一弛，就能促进肛门直肠周围的血液循环，减轻静脉丛内的压力，对防治痔起到了意想不到的作用。所以，专家们提倡人们每日抽出些时间，进行单足站立，站累了换另一只脚，可防治痔的发生。

 "肛门体操"如何做?

排便使劲容易使肛门充血，而且使劲时可使肛门突出。所以排便后做收缩提肛的肛门体操，能够使肛门恢复到原来的位置，也能够使肛门周围肌肉得到运动，促进血液循环，消除瘀血。

肛门体操能够使肛门括约肌得到锻炼，预防痔核脱出或脱肛。特别是人上了年纪后，伴随着身体的衰老，肛门括约肌也随着老化，就容易导致痔核脱出，所以平时加强肛门括约肌的锻炼是很重要的。

肛门体操的方法很简单，坐着或站着都可以做，使肛门尽可能向上提，收紧后放松，反复两三次，无论何时何地都能轻松地做，最好是能够养成习惯，经常练习。不一定要规定一天做几次，可以想起来了就做。

不要长时间保持同一姿势。长时间保持同一姿势，会增加肛门的负担。即使是在工作，也应该偶尔抽些时间做做体操，活动活动。长时间坐在办公桌前工作的人，使用圆形座椅，可以预防肛门受到压迫。另外，应防止肛门着凉。每天入浴 1 次，可以促进血液循环，缓解肛门瘀血。

 散步能调治痔吗?

散步是指闲散、从容地行走。《备急千金要方·道林养性第二》指出："食毕当行步踌躇，计使中数里来，行毕使人以粉摩腹上数百遍，则食易消，大益人，令人能饮食，无百病。"可见散步是养生保健的重要手段。散步是一项简单而有效的锻炼方式，也是一种不受环境、条件限制，人人可行的保健运动。大量实践表明，散步也是防治便秘和痔的有效方法。

每天坚持在户外进行轻松而有节奏地散步，可促进四肢及脏器的血液循环，增加肺活量和心排血量，改善微循环，加强胃肠道的蠕动和消化腺的分泌，调节神经系统功能，增加排便动力，使排便通畅，纠正习惯性便秘。散步还能给肛门部以良性刺激，有助于改善局部的血液循环，这对防治痔无疑都是十分有益的。同时散步还可调畅情志，解除神经、精神疲劳，使人气血流畅，功能协调。一般而言，散步容易做到，但坚持下来却不容易。散步虽好也须掌握要领，散步应注意循序渐进、持之以恒。散步前应使身体自然放松，适当活动肢体，调匀呼吸，然后再从容散步。散步时背要直，肩要平，精神饱满，抬头挺胸，目视前方，步履轻松，犹如闲庭信步，随着步子的节奏，两臂自然而有规律地摆动，在不知不觉中起到舒筋活络、行气活血、安神宁心、祛病强身的效果。便秘和痔患者应根据个人的体力情况确定散步速度的快慢和时间的长短，散步宜缓不宜急，宜顺其自然，而不宜强求，以身体发热、微出汗为宜。散步的方法有普通散步法、快速散步法及反臂背向散步法等多种，便秘和痔患者一般可采用普通散步法，即以每分钟60步左右的速度，每次散步15～130分钟，每日散步1～2次。

散步什么时间均可进行，但饭后散步最好在进餐30分钟以后。对便秘和痔患者来说，选择在清晨、黄昏或睡前均较适宜。在场地的选择上，以空气清新的平地为宜，可选择公园之中、林荫道上或乡间小路等，不要到车多、人多或阴冷、偏僻之地去散步。散步时衣服要宽松舒适，鞋要轻便，以软底鞋为好，不宜穿高跟鞋、皮鞋。

10 练太极拳能防治痔吗？

太极拳中有"敛臀提肛"这一要求，结合痔的成因，在练拳中悟出一个道理：肛门、会阴是人体薄弱环节，这里血流缓慢，通过针对性的"敛臀提肛"，就会加速此部位的血液循环，静脉血就不易淤积，也能改善软组织的功能，起到防治痔的体疗作用，这和"流水不腐"是同一个道理。具体做法为：

●开腿站立，思想要静，全身放松，尤其要尽量放松臀部和腰部肌肉，轻轻使臀部肌肉向外向下舒展，然后再缓缓下蹲，轻轻向前、向内收敛，就像用臀部肌肉将骨盆包裹起来，有用臀稳稳托起小腹的感觉。呼气时再轻轻放松。这样一紧一松，直到肛门周围有火辣辣发热感或疲劳感为止。

●按上述要求，结合太极拳的套路进行反复练习。基础差的，可先进行单式练习。如起势、野马分鬃、云手等，逐个式子练熟之后，再练整套。它的动作规律是："起吸收肛""落呼松肛"，动作轻缓，意守患处。不会打太极拳的，可按上述要求采用马步前推掌，再向左右分掌或推掌。持之以恒，也能有效。

特别提醒：①在针对痔锻炼中，对太极拳其他特点不用注意，免得顾此失彼影响效果。②体弱者运动要适量并注意增加营养。③防止便秘，不蹲厕过久。④节制烟酒，少食辛辣刺激食物。

11 踮脚跟可以治疗痔吗？

防治痔所导致的疼痛、出血等症状，可以选用一个容易操作、简单易行的方法，那就是踮脚。在平时站立或者行走时，采取踮起脚跟的方法。

●可以刺激脚底的涌泉穴，这个穴位可调节肾脏功能。中医学认为，肾主二便。肾脏功能正常，则大便、小便的排泄也就正常。因此踮脚练习可以保护肾脏。

●在脚跟踮起离地的过程中，肛门部位会自然收紧；而在脚跟放下之后，肛门部位又处于放松状态。因此踮起、放下脚跟的过程，也就是一个肛门收缩和放松的过程。肛门周围的运动，有助于减轻痔所导致的肛门疼痛、出血等症状。

痔的预防

其实，无论现代的疗法有多先进，服用的药品有多见效，都不如不得病为好。对于痔来说，同样适用，下面我们来看看怎么样有效地预防痔。

 痔预防的基本原则是什么？

痔是一种常见病、多发病，给人们的工作和生活带来了诸多不便，所以预防痔的发生与发作就显得非常重要。预防痔要从平时做起，应注意以下几个方面：

（1）加强体育锻炼：体育锻炼有助于增强体质，改善血液循环，促进胃肠蠕动。肛门部血液循环的改善有助于预防痔的发生。尤其是对于久坐、久立、久蹲等单一动作下工作的人来说，进行体育锻炼更有现实意义。

（2）培养良好的排便习惯：养成定时排便的习惯，纠正久忍大便的习惯，防止蹲厕时间过长，尽量避免排便时看报、看手机、吸烟等，排便时要闭口静思，不谈笑。

（3）积极预防便秘：便秘是诱发痔发生、发作的主要原因。日常饮食中宜多食新鲜蔬菜、水果等富含纤维素和维生素的食物，少食辛辣刺激性食物，多饮开水，保持肠道内足够的水分，防止大便干结。

（4）保持肛门周围清洁卫生：注意肛门卫生，勤换内裤，防止感染，以免诱发或加重痔。平时应经常进行肛门的热敷，每天至少进行 2 次肛门热水坐浴，可促使肛门部血液循环。及时治疗肠道炎症和肛门局部炎症。

（5）积极治疗相关疾病：如心、肺、肝等全身性疾病可引起腹压增加，导致痔静脉高压。痢疾、肠炎、蛲虫病、肛门直肠脓肿、肛门周围的皮肤病等都可以引起痔静脉内膜炎，使痔静脉发生充血、扩张、瘀血等改变，形成痔核。应及时给予治疗。

（6）注意孕产期保健：孕期应适当增加活动，避免久坐、久立。每次便后用温水熏洗肛门局部，改善血液循环。产后宜多食一些润肠通便的食物，如蜂蜜等，以免大便干燥秘结，引起痔的发生。

（7）肛门部功能锻炼：常做提肛运动与肛门按摩，可以促进与改善肛门局部的血液循环，对于痔的预防与治疗有辅助作用。

 不同年龄的患者该怎么预防痔？

痔在任何年龄都可发病，但以 20 ～ 40 岁的发病者较为多见，10 岁以下的儿童基本没有痔。痔的症状可随年龄的增加而逐渐加重。儿童和青少年很少患痔，这可能与青少年处于发育阶段，肛肠血管、肌肉等组织弹性好，加上活泼好动、体位多变，不易形成肛门部位血流瘀滞有关。成年之后易患痔，且年龄越大发病率越高，可能与血管逐渐变硬、失去弹性，同时活动量减少、久坐、久站等有关。

 不同季节该怎么预防痔？

季节确实与痔的发病有关系。一些痔患者会在每年的春秋季节发作，出现肛门疼痛、坠胀不适，大便下血等症状。从中医学角度来说，风为春季的主气，风性善行而数变，风为阳邪，其性开泄，易伤阴液，若风邪客于肠道，则可致肠风下血，其色鲜红，点滴而下或呈喷射状，且时发时止。风邪伤肺，可使肺气宣肃功能失常，出现咳喘，而肺与大肠相表里，继而可发生脱肛等。秋季为燥邪侵袭的气候，秋天天气不断敛肃，空气中缺乏水分的濡润，人体调节功能失常则会出现大便干燥、便秘而诱发痔。燥邪主秋，易于伤肺，肺与大肠相表里，故可出现肛门皲裂、疼痛的肺燥肠闭证。另外，秋为长夏之后，夏季湿浊之气客于肠间而发于秋多为泄泻、肠炎等，所以春秋季节痔多发，患者应注意避免受风邪和秋燥的侵袭。

怎样养成良好的排便习惯？

通常，便意产生在用过早餐后，但也有很多人在早晨醒来进厕所的。这是胃对结肠反射特别敏感的人，于早上醒来后稍微活动身体，喝点茶，或是抽支烟，胃壁就受到刺激，而将大便迅速地送到直肠。早晨醒来时，胃内空无一物，胃壁会敏锐地感觉到刺激。

若清晨无明显便意或从不习惯在起床不久排便的人，为了防治痔，最好也能将排便的时间改在早晨，并逐步养成习惯，不要小看这一改变，其对预防、治疗痔的作用是很大的。

有些人在早上排完便后不久，又产生便意，结果经常出现早晨排便 2 次的情况，这究竟是什么原因呢？是否属于一种不正常的现象？

这种现象大都发生在大便较为柔软，或直肠神经较为敏感的人身上。早餐过后，因胃对结肠的反射作用会使肠产生剧烈的蠕动，而当天要排的大便，即从乙状结肠送入直肠内。但大便柔软的人，常有部分的大便残留在乙状结肠的情形。而这些剩余的粪便经过一段时间后，才会被送至直肠部位，由于直肠神经敏感就会再度感到便意。因此在早晨排便 2 次，并非异常现象。因量少不去理会，将其忍下亦可，但排掉较为舒畅。

 排便时应该注意什么？

有些人排便时间很短，一般不超过 5 分钟；也有些人排便时间则很长，总喜欢随身带着报纸或杂志，更多的是拿着手机，边排便边阅读，似乎一少了报纸或杂志或是手机，大便就无法排出来了。

排便时间究竟以多长为宜呢？不论是蹲式或坐式的便盆，最好不要超过 5 分钟为宜。大便第一次排出后，而再将剩下的分为两次或三次，断断续续地排出。结束后就没有必要一直待在厕所里，为了防止臀部瘀血须趁早地离开便器。

排便后能即刻用热水清洗臀部，是保持臀部干净最迅速最有效的方法，其效果有以下几方面：

●脱出的内痔核，在热水中可轻易地将其推回去。

●入浴是使肛裂患者消除排便后的剧烈疼痛之"特效药"。

●促进全身的血液循环，消除臀部的瘀血。